调好体质少生病

杨允◎主编

TIAOHAO TIZHI
SHAOSHENGBING

中国纺织出版社

图书在版编目（CIP）数据

调好体质少生病 / 杨允主编. — 北京：中国纺织
出版社，2016.2（2024.5重印）
ISBN 978-7-5180-0742-4

I. ①调… II. ①杨… III. ①养生（中医）－基本知
识 IV. ①R212

中国版本图书馆CIP数据核字（2015）第213180号

参编人员名单（排名不分先后）：杨大鹏　高　静　高楠楠　高美娜

责任编辑：马丽平　　　　责任印制：王艳丽
装帧设计：袁　芳

中国纺织出版社出版发行
地址：北京市朝阳区百子湾东里A407号楼　邮政编码：100124
销售电话：010‑67004422　传真：010‑87155801
http:// www.c‑textilep.com
E‑mail: faxing@c‑textilep.com
中国纺织出版社天猫旗舰店
官方微博 http:// weibo.com/2119887771
北京一鑫印务有限责任公司印刷　各地新华书店经销
2016年2月第1版　2024 年 5 月第 2 次印刷
开本：710×1000　1/16　印张：10
字数：150千字　定价：49.80元

凡购本书，如有缺页、倒页、脱页，由本社图书营销中心调换

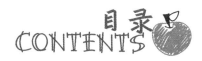

目录 CONTENTS

part 13
健康从生活细节中来

体质的奥秘，我们相同还是不同

大多数人都知道什么是血虚、什么是血瘀，因此理解血虚体质和血瘀体质相对比较容易。但是可能说不清楚什么是气？什么是津液？什么是痰湿？什么是湿热？什么是实热？什么是虚热或阴虚？什么是阳虚？不妨了解一下。

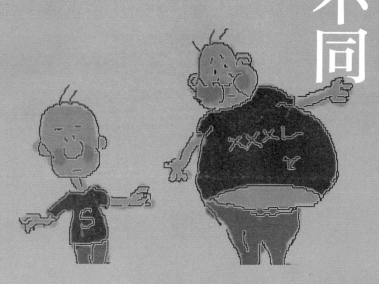

每个人的体质是独一无二的吗？

有人说，世界上没有两片完全相同的树叶，同样，每个人也都是独一无二的。这有一定的道理，但人和人之间往往有一些共性，因为这些共性他们可以被归为一个类型。医学上也是如此，抓住了人们共同的特征，就为诊断疾病、进行治疗提供了依据。在描述一个人的外形时，常说是高是矮、是胖是瘦、肤色是白是黑；描述一个人的性格时，常说是急躁的还是平静的、是大度的还是小气的、是阳光的还是忧郁的、是果断的还是犹豫的。经过一番描述之后，在一定的范围内，就可判断大概是哪个人了。同样的，对于人身体的特征，可将一些共性进行概括，细分成几种常见的体质类型，然后通过一些外在表现，经过医生的专业判断，就可以破解关于某个人体质的奥秘了。

究竟哪种体质学说更靠谱？

目前流行体质学说，其会从不同的角度把人分成几类。如三分法，就像将颜色分为黑色、白色和灰色 3 种一样，将体质分为酸性体质、平和体质和碱性体质。九分法则是将常见体质分成 9 种，包括阳虚体质、阴虚体质、气虚体质、痰湿体质、湿热体质、气郁体质、血瘀体质、特禀（过敏）体质、平和体质。三分法比较容易区分，但是人体远远没那么简单。九分法更细致一些，其中平和体质是一种理想的体质状态，气血、阴阳、脏腑都要达到平和才能健康。笔者认为，还有两种体质也可以纳入，即实热体质和血虚体质。

中医在治病时讲究因人而异、一人一方，除了平和体质之外的 10 种偏颇体质分法对于养生保健来说更加细致和有针对性。这 10 种偏颇体质，按虚实分，阳虚、阴虚、气虚、血虚、过敏体质属虚，痰湿、湿热、实热、气郁、血瘀体质属实。

10种偏颇体质名称	
虚性偏颇体质	**实性偏颇体质**
气虚体质	气郁体质
血虚体质	血瘀体质
阳虚体质	实热体质
阴虚体质	痰湿体质
过敏体质	湿热体质

哪种体质是健康的？

平和体质的人是健康的，其他体质是由健康的平和体质向亚健康甚至疾病渐变的过程。就像疾病从无到有，邪气侵体，正不压邪。如果体质没有固定在平和体质，持续出现一系列症状，生理指标发生异常变化，则偏颇体质处于一种常态，即不健康的身体状态。

每个人只能有一种偏颇体质吗？

如果是健康的平和体质者，则不属于任何一种偏颇体质。如果身体已经处于亚健康状态，就可能为1种、2种或3种偏颇体质的混合，根据疾病的诱因多少，体质会呈现一定的混合性。如长期吃肉，易出现心前区不适，时而心慌、心悸，则可能是痰湿体质和血瘀体质的混合；常常感冒不爱好并经常拉肚子，可能是气虚体质和痰湿体质的混合；爱口渴，经常脸上发烫或出汗，晚上睡不好觉、白天犯困，可能是阴虚体质和气虚体质的混合；老年人感冒不发热，而痰特别多，每到季节转换和天气急剧变化时便有某种疾病发作，可能是阳虚、痰湿、血瘀3种偏颇体质的混合。

如何知道自己的体质?

想要判断自己是哪种体质,并不是很容易。调查问卷的评分,看似解决了问题,但是问卷的结果只能得出一种体质的结论,而实际上,一个人的体质可能是几种类型的混合体。如一个经常上夜班的人,其曾经做过大手术,一段时间后这个人渐渐发现了一些症状,那么他属于哪种偏颇体质呢?经常熬夜、大手术创伤等诱因决定他的体质会呈现混合型而非某一种。

10种体质加之混合出现会比较复杂,再加上中医是一种实践医学,注重个体的差异性,受测者根据问卷也很难弄明白究竟应该怎么做才能回到健康的平和体质状态。后文中,笔者将会简单地介绍如何自己判断体质,怎样更好地了解疾病诱因和体质的关系,怎样制定适合自己的养生计划。

自己不是医生,该怎么做才健康?

吃喝、喜好、睡眠情况、心情、工作时间长短、有无手术史、是否有大出血史……有很多诱因会使平和体质变成偏颇体质,若不知道及时调理回归平和,不知道如何消除诱因,则坏影响不断地积累就会改变生理指标,引发疾病。医生就像侦探,通过观察案发现场的蛛丝马迹,判断出案发过程,最终找出作案证据,抓到嫌疑人。疾病的诱因就是罪魁祸首,如果分析出是哪个诱因引起的,就试着避免,自己虽然不是医生,但经过学习,也可以通过调理和纠正来保持健康。

某个冬日,有位朋友问笔者,为什么她最近会腿抽筋,而且有几次是约见朋友时发生的。笔者看了看她的着装,很容易便找到一个重要的诱因。当时气温很低,还是夜晚,她却穿着露膝短裙。这是为了见朋友,特别要穿正装短裙。下肢的血管和肌肉,遇到寒冷较易收缩和痉挛。遇到这样的情况不用针灸或火罐,也不用吃药,更不用去拍片检查。解决问题最简单的方法就是穿上厚连裤袜,维持温暖使血流通畅,痉挛很快就会缓解。天气凉了不按季节换装,是这位朋友腿抽筋的主要诱因。找到并去除这个诱因,问题自然得以解决。

常规治疗是控制病情还是治愈？

如果偏颇体质养生不当，没有回归平和体质，则很容易遭受病邪侵袭而引发疾病，此时应该了解常规治疗的意义。在成千上万的病中，维持现状、控制病情的很多，能治愈的病并不多。如糖尿病、高血压、过敏症等，每天服用药物的目的不是治愈，而是控制血糖、控制血压、抑制免疫系统的过激反应。以血糖为例，人体有升血糖降血糖的平衡调节机制，自然状态下血糖维持正常生理水平，饭后略有升高，饥饿时略有下降，最终都能恢复正常水平。如果医生告诉病人需要终生服药，则意味着目前的医疗水平无法治愈该疾病，只能控制病情。

疾病来的都那么突然吗？

人们在得知自己患了某种严重疾病时会感到很震惊，其实冰冻三尺非一日之寒，患上严重疾病不一定是当天突然发生的。如果将某种疾病从无到有分几个步骤，可分为早期、症状自愈期、持续症状期、生理指标临界异常期、生理指标异常期、确诊期。某些癌症从感染病毒到转变成癌症需要10年以上的时间，发现得越晚，治愈的可能性越小。如果在确诊期才被发现，则可能没给医生留太多发挥的余地了。相反，发现越早就越容易治愈。早期发现，疾病对身体的伤害还在可控的范围内，能相对容易地控制它。或者如果能够预测自己身体未来的疾病倾向和趋势，积极预防，则可以更有效地减少疾病发生的概率。针对不同体质进行养生就是要防病于未然，回归平和体质是最有效的方法。

part

2 气虚体质

气虚体质，是指人体脏腑功能失调，气的生化不足时，易出现气虚、能量代谢减缓的亚健康状态。

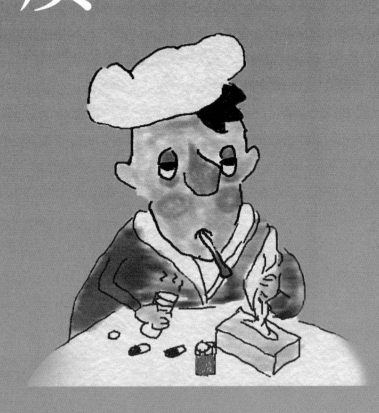

神奇的"气"

"气",是中国古代哲学标示物质存在的基本范畴,是运动着的、至精至微的物质实体,是构成宇宙万物的最基本元素,是世界的本原,是标示着占有空间、能运动的客观存在。这个概念是将中医古籍中出现的不同的"气"加以高度概括,提高到哲学高度而得出的。对我们来说,通过这个概念,我们还是不知道"气"到底是什么。下面将简要介绍不同的"气",以便于读者理解。

可以说,中医"气"的概念很广,包括自然界的空气、食物和汤饮中的营养成分、最基本且最重要的单元、器官和经络的功能等。要理解气虚体质,先要了解不同种类"气"的背景知识。

1. 什么是气?

如果将中医中所说的"气"同西医知识关联,大致可以得出如下对应关系。

- 气是能量,如阳气、肝气、心气、脾气。
- 气是血氧饱和度,如宗气。
- 气是营养,如营气。
- 气是激素和神经递质,如肝气。
- 气是免疫因子,如卫气。
- 气是血小板和凝血因子,如脾气。
- 气是DNA、RNA等遗传物质,如肾气、精气。

2. 气是能量之源吗?

阳气具有产热能力。《素问·生气通天论》中说"阳气者,若天与日,其所失,则折寿而不彰",表明阳气具有温煦作用。人是恒温动物,通过人体代谢和气机调节,由碳水化合物、蛋白质、脂肪等分解成二氧化碳和水以及其他代谢产物,以ATP(三磷酸腺苷),即"人体现金"形式释放能量。有近50%来源于食物的能量转换成热能,来维持体温。病理状态下,阳气不足,体温偏低,会出现怕冷、免疫力低下、易受病毒感染而感冒等症状。

肝气可理解为神经递质或激素与受体结合产生的生物电能。人的大脑思维和周围神经的传导，有赖于生物电。病理状态下，肝气不足则神经递质传导障碍，易导致肢体麻木，思维迟钝。

心气和脾气可理解为动能，血液成分通过脾气来合成，血液流动则通过心气推动来实现，供血给肌肉产生动作。

心气和脾气可理解为势能，形成血压。心脾不足的人容易出现体位性低血压。

3. 气是血氧饱和度吗？

中医理论中有个"宗气"的概念，说宗气出于胸中。《灵枢·邪客》中记载："故宗气积于胸中，出于喉咙，以贯心脉，而行呼吸焉。"在中医基础理论中，宗气指的是生理情况下积于胸中之气，由水谷精微化生的营卫之气与吸入自然界清气总合而成。具有"走息道以行呼吸、贯心脉以行气血"的功能，主管视听言动。笔者认为，宗气就是当肺泡微循环吸入的氧气与静脉血中析出的二氧化碳气体交换后，血氧的饱和状态。血氧饱和度高，宗气充足，血氧顺着循环，扩散到各个组织，特别是掌管眼睛、耳朵、嘴巴、四肢功能的大脑区域，在血氧充足的情况下，维持良好的功能。宗气不足，大气下陷，则反应迟钝。金元四大家之补土派李东垣的益气聪明汤，其原理很可能是提升血氧饱和度，维持大脑供氧以达到聪明的效果吧。国内有些专家用益气聪明汤治疗宗气不足型（低血氧型）视力减退、耳鸣耳聋、老年性痴呆、语言迟钝或四肢活动不利等。

4. 气是营养成分吗？

食物中的营养经过牙齿切割、胃搅拌后来到小肠，特别是十二指肠，这里是营养消化吸收的主要场所，吸收的营养成分和药食的有毒微粒一起经小肠壁从肠系膜静脉入血而营运于一身。外来的营养成分入血后经过肝加工变成自身血液中的营养物质，即营气。

5. 气是激素吗?

下丘脑－垂体是内分泌的司令部，基层的乳腺、肾上腺、甲状腺、生殖腺等在正常情况下都听司令部的。正常情况下，司令部释放分泌激素，腺体便会定时定量地释放有特定功能的激素。

金元四大家之养阴派朱丹溪在《格致余论》中提到肝气，"气有余便是火"就是大家常说的生气上火。生气的人，血压升高，心率加快，这和体内释放大量的肾上腺激素等有关。有些忧思寡欢的女性无法怀孕生子，是由于情绪导致内分泌水平紊乱，打破了正常的雌孕激素生理周期。从这个角度说，肝气就相当于激素。

6. 气是神经递质吗?

气的功能与神经递质也有相通之处。神经递质像接力棒，将皮肤感觉或运动指令经过突触，在神经、脊髓、大脑之间来回传递。肝主疏气，经络之气用神经内分泌免疫网络假说来解释也是基于这样的理解。针灸中的得气，就是类似的原理。得气后，局部有酸麻胀痛感，或向特定方向传导直至病所，都是神经递质传递活跃的结果。

7. 气是免疫因子吗?

中医里有一种卫气，其功能与免疫因子类似。卫气属阳，卫有保卫、卫护之义，某防御功能则是细胞因子参与的免疫防御过程。卫气生于水谷，源于脾胃，出于上焦，行于脉外，具有温养内外，护卫肌表，抗御外邪，滋养腠理等作用，故称为免疫因子。

8. 气是血小板和凝血因子?

中医说"脾统血"，脾气的作用与凝血因子的作用相似。脾不统血，皮下出血，月经过多质稀等很可能是因为血小板不足引起的。用归脾汤等健脾的方法治疗血小板减少性紫癜，在研究中取得了较好的疗效。

9. 气是 DNA、RNA 等遗传物质吗?

中医认为,肾为先天之本。《灵枢·经脉》中记载:"人始生,先成精,精成而后脑髓生,骨为干,脉为营,筋为刚,肉为墙,皮肤坚而毛发长"。这个理论如果结合现代医学理论,可以理解成来源于父母各半的染色体结合,各23条就变成了23对,构成了胚胎DNA,即先天之精。DNA携带的遗传信息,再由RNA表达为蛋白质,就长出脑、髓、骨、脉、筋、肉、皮肤、毛发。从这个角度说,肾气和肾精与遗传物质DNA和RNA相似。

为什么会变成气虚体质

气虚体质的本质是暂时性器官或肌肉的虚弱疲劳,多种原因引起的能量代谢略为减缓,如酶的活力稍微低下、免疫内分泌功能轻微低下、血氧饱和度轻度下降或血中二氧化碳浓度略微升高等。结合现代人们的生活习惯,总结气虚体质的原因如下。

> ·高强度的脑力劳动
> ·高强度的体力运动
> ·长期不运动
> ·手术后

内经中提到的"五劳"解释了气虚的原因,"久视伤血,久卧伤气,久坐伤肉,久立伤骨,久行伤筋,是谓五劳所伤"。第一、第三种过劳习惯常见于脑力劳动者,后两种过劳习惯常见于体力劳动者,第二种过劳习惯常见于极度疲劳的人或术后病人。

1. 脑力劳动者坐着不动也耗气吗?

一个人不断思考,另一个人懒得去想问题,他们的身体有什么差别吗?脑子越用越灵指的是适当用脑,经过不断的训练,来自食物的营养首先供给脑内神经递质,新鲜饱和血氧首先供给大脑消耗,于是就成了可以不断思考的脑力精英。大脑思维活跃时，耗氧量升高1~2倍。不注意休息的结果是大脑消耗了大部分神经递质和血氧，其他器官就只能在缺氧和缺营养的情况下功能持续减低，进而出现气虚。四肢发达的人正好相反，脑争不过肌肉，因此他们会懒得想问题。久视用脑过度，就会伤血；久坐肌肉供血不足，就会伤肉。

2. 体力劳动者体格健壮也耗气？

笔者在阅读中医古籍的时候，时常看到医案中写道"辛苦之人，不避寒暑"。体力劳动者虽然不会忧患伤神，但若常遇到寒暑季节、异常天气、大汗、带病工作等情况，久而久之会形成体力过劳、体能消耗过大、出汗过多损伤心、过度消耗力气损伤脾。如旧上海的码头工人，个子很小也要扛很重的货

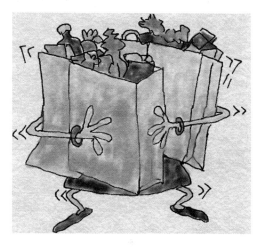

物，结核病特别多见；长时间在户外站立，不利于骨钙沉积，应激状态下随汗液和小便大量钙流失，则伤骨；长时间来回走动，血钙消耗，筋的无氧代谢增加，乳酸堆积，则伤筋。

3. 大考结束想大睡一觉，怎么越睡越累，反倒不解乏呢？

考完试的学生疲劳地躺在床上补觉，可是越睡越累。这是因为适当的运动可以促进能量代谢，使气机顺畅，人体处在动态的能量平衡中；但若躺着不动，气机运动受阻，反倒感觉累。这就是久卧伤气。

4. 手术也会耗气？

越大的手术越会耗气。人体在人为制造伤口的手术中会启动手术应激反应，即麻醉后，无疼痛应激、不断失血、心率加快，凝血机制启动，外伤激活

免疫机制，此时释放去甲肾上腺素、肾上腺素、醛固酮等，还有细胞因子白细胞介素-1β、白细胞介素-2、白细胞介素-6、肿瘤坏死因子等。几个小时下来，消耗过大，供给还需一段时间才能跟上。通常人们手术过后会感觉很累、特别疲劳就是这个原因。

气虚体质的症状和疾病趋势

气虚体质有什么表现

气虚体质，卫气虚容易感染病毒；营气不足营养缺乏；宗气不足不爱说话，智力减退；胃气不足排便无力，腹胀，肠道消化液不足；脾气不足出血量多质稀；肾气不足，身材矮小。气虚者有舌淡粉，边缘有齿痕，脉虚无力。

气虚体质的疾病趋势

气虚体质的症状虽是可逆的，但若长期得不到纠正，这种生理状态质变成病理状态，就会出现反复感冒、哮喘、便秘、营养不良、消化不良、下肢水肿、特发性血小板减少性紫癜、功能性子宫出血、胃下垂、子宫脱垂等疾病。

气虚体质者这样吃才养生

大汗气虚，洋参预防

杨医师对号入座说体质

小琪是位瑜伽老师，因为她曾在印度进行过专门学习，回国后很多学生慕名而来，因此她的热瑜伽课每天在5小时以上。时间久了，人非常削瘦，心脏有时会出现节律不齐的情况。热瑜伽室内温度高，动作难度大，1小时左右对经常运动的她，不算什么，但是5个小时下来小琪的汗出得特别多。在阴虚体质一章，将提到汗液除了水以外，还加杂了离子和蛋白质，其主要来源于血液，心脏在供氧给肢体的同时会由于血容量减少而出现内脏的缺氧缺血，久而久之就会出现心律不齐。小琪的心律不齐并不是经常出现，因为她年轻，很早便发现了问题。她不是典型的气虚体质，但是存在心气虚的明显诱因。

在为她治疗的同时，笔者建议她预防性的补气，西洋参茶是既补气又滋阴的最好选择，每次上课前喝有助于预防心律不齐。西洋参即花旗参，原产自美国北部及加拿大，性凉，味甘微苦，具有补气养阴、清火生津的功效，还有一定的抗缺氧、抗疲劳、抗心律失常以及强壮作用，特别适合小琪的情况。

养生食疗方：西洋参茶

材料及做法： 取西洋参成品袋泡茶、参须或薄薄的参片5~10克，冲泡开水，加盖闷几分钟，稍稍冷却后，即可温热饮用。如果用水煮开15分钟，然后灌入保温杯中，在运动前饮用有助于防止身体缺氧缺水，运动后饮用可以加速缓解疲劳。

用脑过度，补中益气

杨医师对号入座说体质

笔者求学时是个学霸，关于医学专业的全面考试经历至少7次。笔者平时会用很多时间消化医学知识，因为这是关乎生命的神圣职责。每次大考的突出成绩也是需要秘密武器的。前面介绍的与视听言动密切相关的宗气，就是补脑的关键。金元四大家之补土派李东垣有一张著名的方子叫补中益气丸，这就是笔者的秘密武器。补中益气丸在一般的药房都能买到，但是服用方法确实更为重要。备考中理解消化的东西是需要平时功夫的，但关于记忆背诵的概念或名词就需要临考前下功夫突击。因为补中益气丸的温热力量较大，对于学生改善用脑过度状况，还需要在医生指导下服用，并且不宜当成保健品长期服用。

养生食疗方：补中益气丸

材料及服法： 补中益气丸，正常剂量减半，服用次数减半，在学习时间明显加长或大考前临考阶段服用。本方仅适用于气虚体质者服用。

五谷杂粮，多食补气

杨医师对号入座说体质

常干农活的人饭量通常特别大，也很少听说有肠道不适、消化不良的劳动者。他们一般都是吃得好、睡得香，早睡起早赶工时。胃口好但容易疲乏的人可以多吃五谷杂粮来补气，如玉米、高粱米、小米、荞麦、燕麦及其他杂谷等。另外，土豆、黄豆含有淀粉和蛋白质，也是补气的好食物。肉类中特别是牛肉同样是很好的蛋白来源。食物以自己家种的、养的或有机食物比较好。转基因的、农药多的、使用激素的都不能补气，反而可能损害脾气、卫气、肾气，即前面提到的消化功能、免疫功能。还有一类体力劳动者，同时进行脑力劳动，例如医生和软件工程师。这些人消化功能通常不好，脾气虚，因此给他们推荐高粱山药粥。

高粱米又称稷米，性凉、味甘，能补气、养脾清胃。山药味甘性平，能益气补脾，还有耐缺氧，抗氧化，抗衰老等作用。

养生食疗方：高粱山药粥

材料及做法：高粱米50克，淮山药30克。

将高粱米冲洗干净后，放在水里浸泡半小时，带好手套将山药去皮切小块。将泡好的高粱米倒入锅内，煮半小时后加入山药，再煮10分钟左右，待高粱米变软即可断开电源，放温后食用。

手术结束，补气化瘀

杨医师对号入座说体质

如果手术后疲劳无力，言语声微，夜间出现不适，则很可能是气虚夹杂血瘀。治疗思路是七分补气、三分化瘀。补气人参、黄芪是首当其冲的，患者可食用黄芪虫草三七炖鸡汤。三七是最好的疗伤药，因为三七既可以活血化瘀，又可以止血，是术后刀口较大患者的常用药。骨科手术的患者，广西骨伤科大师韦教授推荐服用经典补充植物蛋白的五神汤。

养生食疗方：五神汤和黄芪虫草三七炖鸡汤

·五神汤

材料及做法： 白扁豆、红豆、绿豆、黄豆各适量，清水浸泡2小时，加足量水，大火煮开后小火熬2小时以上，经常服用，有助于骨骼修复。

·黄芪虫草三七炖鸡汤

材料及做法： 溜达鸡1只，黄芪20克，大枣5枚，三七3克，虫草3克，姜5片，盐3克，有机砂糖5克，料酒15毫升，酱油5毫升。将鸡清洗干净，去除头脚以及内脏，肉厚的部位斜切若干刀，浸泡在料酒、姜片、酱油中。把黄芪、大枣、三七、虫草放入浸泡好的鸡腹内，再放入汤煲内。用清水7~10碗，煮约6小时，中间加1次水，加盐和有机砂糖少许便可饮用。

食疗适度，过犹不及

杨医师对号入座说体质：

春夏食疗补气采用轻补法，以防止暑热和热性食疗两热相加产生偏颇。因此莲子、银耳、红枣等均可轻补，也可适当加少量清凉性质的龟苓膏、绿豆汤来纠正因错误补气产生的偏颇。

秋冬食疗补气可以采用温补法，但是仍然需要避免上火现象。纯气虚体质尚未夹杂痰湿、瘀血、湿热等，可以用党参、黄芪、红景天等补益药材炖煮鸡汤。不需每天补，以身体感觉舒适为度。

刘太太说她看到很多食疗书介绍饮食补气，就尝试去食补，可是几天下来就口腔溃疡、大便干燥、睡也睡不着。她确实因为在电脑前工作辛苦，加班熬夜而出现疲劳气虚的体质，但是正值春季，气温越来越高，她每天煮的黄芪牛肉汤很可能就是上火的诱因。而且她是脑力劳动者，肠胃本身压力大，消化能力差，即中医说的肝郁脾虚，加上进食大量牛肉不易消化，黄芪补气没有配伍凉性食材，导致她补气不成反而上火。按照她目前的症状，应立刻停止温补的黄芪牛肉汤，晚饭改吃蒸到七分熟的白萝卜以顺气助消化，煮山楂茶以去除食积，喝绿豆汤以清除虚火。1~2天肠胃舒畅后，再采用上面的轻补法补气，会渐渐舒服起来。

气虚体质，日常调理很重要

起居有时，精神放松

早睡早起。夜间睡觉可以让身体得到充分的休息，每晚子时胆经最旺，胆汁需要新陈代谢。"胆有多清，脑有多清"，子时进入睡眠第二天就能轻松地工作学习。

小美每天凌晨3点以后才睡，白天疲惫不堪，大大的眼袋被同学戏称为"小金鱼"，她说已经睡了8小时，为什么还是觉得累，而且越来越胖。笔者认为，这是由于熬夜时有应急反应，消耗大量的"气"，胆在原本最旺盛的时候没有完成新陈代谢，胆汁没有得到更新，再加上子时是人体阳气开始生发的时辰，没有及时得到休息，则阳气不足，第二天必然会疲惫不堪、面色发白。只有夜间按时睡觉，第二天才能精力充沛。

当小美明白这一道理后，她就按时早睡早起，身材越来越苗条，工作效率也提高许多。

快乐着，运动着

运动不是劳动，前者在释放令人快乐的多巴胺，后者在释放应激的肾上腺素。前者是享受，后者是遭罪。以脑力劳动为主的人，平时饮食能量不高，可采取10~30分钟的中小运动量。以体力劳动为主的人或高能量肉食者，可以加大活动量，但切忌不要满身大汗。

郑太太是个很勤快的主妇，她的家里整洁漂亮，但是她却常感疲劳不堪。笔者建议她适当运动时，她说她每天都在运动，打扫房间几个小时。笔者笑着对她说，劳动是累的，运动是快乐的，她虽然不信，但是也试着抽出一点时间和朋友相邀去散步或爬山。后来她说真的会感觉到不同。

应注意，脑力劳动的人，平时不锻炼，突然加大运动量而大汗淋漓，就会出现夜里盗汗或血管破裂出血。平时活动量大的人，大汗后会出现抽筋现象，这是汗液消耗太多，体内离子缺少引起。

常按穴位，补气强身

足三里穴是补气要穴，可以按压、敲打、艾灸等。民间有"艾灸足三里，胜吃老母鸡"的说法。

足三里穴位置：足三里穴位于外膝眼下四横指远、胫骨外侧边缘一横指。找穴时以按压点指下酸胀为准。

空中飞人老张，是马不停蹄的工作狂人。他的时间不是他能支配的，按时睡觉和适当运动他都没法完成，按压足三里穴就是他缓解疲劳的秘密武器了。他在飞机上不是睡觉就是在按摩，因此对他的体力恢复是很有帮助的。

平时工作忙、没时间运动的人不妨每天利用5~10分钟，按压足三里穴，相信坚持下去，会对改善气虚非常有用。

part

3气郁体质

面对失业打击的人、考试或工作压力大的人、梦想难以实现无法释怀的人、高要求事事追求完美的人、长期慢性疾病靠药物维持的人、想生宝宝但一直未孕的人，以上人群容易在肝经所经过的部位气机不畅，也可称为肝气郁结，长期肝气不舒、情志不畅，便形成了气郁体质。

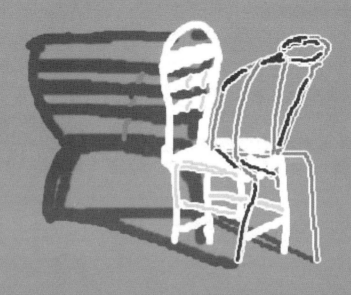

七情过度生郁结

1. 压力过大容易气郁

压力处处存在，如上班赶时间、赶火车飞机、老板定出了任务期限、挣钱交房租、按时还贷款、距离高考还有XX天等。人们对压力的承受能力各有不同。压力有好压力和坏压力之分。没有压力的学习，会导致学习懈怠，如美国某州某些城市的公立中学，退学率达到了近70%，多数学生不能够完成高中学业，更不要提考上这个州的名牌大学了。适当的压力可以让私立学校的孩子努力读书，考上理想的大学，获得体面的工作或顶着更大的压力自主创业，为其他人的就业提供更多岗位。好的压力和好的抗压能力让很多人在健康和警觉的状态下切换，于是就有了健康的身体和成功的事业。但是坏压力和抗压能力差的人，身体出现警报，健康受到损害，很容易形成气郁体质甚至疾病。长期受压力的折磨，人体会呈现出对抗状态，表现为厌烦和焦虑，若压力持续存在，无法抗击和摆脱的人将出现健康问题。

2. 大脑的哪些部分参与抗压调节?

杏仁核、丘脑、海马体、脑干等部位在压力下异常活跃。大脑额叶是负责理智思维的主要部位，它平时使原始冲动得以控制，有道德、有逻辑、有计划、有决策地指挥行为。压力下，大脑额叶控制失灵，人们的行为会变得目光短浅、冲动、焦虑或抑郁、上瘾、无法学习。

3. 气郁时身体会有哪些变化?

心跳加快，血压升高，血液凝固加快，糖原脂肪分解加快血糖增高，血脂、血胆固醇增高，胃酸增加，蛋白质合成下降，肠蠕动减弱，免疫过敏反应弱。压力下的心脏和血液循环表现出极大的区别。持续压力下的心脏容

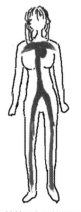 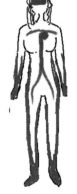

持续压力下的循环　　放松状态下的循环

易出现缺氧、缺血的情况，很多人表现为胸闷、心慌、气短；持续压力下的血液循环更容易减少外周供血，很多人感到四肢冰凉。正如原始人打猎时若遇见猛兽，首先要决定是逃跑还是搏斗？必须做出决断。这时人体会自动降低一切不必要的生命活动，如营养吸收减少、胃肠道血供减少到1/4、消化酶分泌下降、食物敏感性提高、肠道菌群减少等。

4. 导致气郁的激素有哪些？

"七情生内火"，七情引动相应的激素释放。激素在情感波动时释放增加，符合《丹溪心法》中提到的"气有余便是火"。气郁则是情感不顺遂，所欲不得的情况。

①恐惧时肾上腺素释放。

肾上腺素释放会增加心率，收缩血管，扩张呼吸道并使呼吸肌血流增加，肺内供氧增加。而其他器官，如消化、免疫、生殖器官供血暂时减少，功能暂时抑制。遇到危险时，出现呼吸加深加快，大脑警觉性增高，如《黄帝内经》中形容的"恐则气下"，此时气机逆乱导致气郁。

②熬夜、寒冷、饥饿、加班时糖皮质激素释放。

寒冷、饥饿等应激状况会刺激下丘脑释放促肾上腺皮质激素释放激素，刺激垂体前叶释放促肾上腺皮质激素，刺激肾上腺释放糖皮质激素。此时的量可达正常释放量的10倍左右，同时血中胆固醇增加，甘油三酯增加，钙排出增加。

③生气时去甲肾上腺素释放。

去甲肾上腺素可显著增强心肌收缩力，使心率增加，储存的糖原变成可以马上利用的血糖，骨骼肌供血增加，大脑供血供氧增加。此时，人表现为瞳孔放大、面孔耳赤、怒火中烧。

④其他参与压力的激素。

其他参与压力的激素如垂体前叶的卵泡生成激素、黄体生成激素及促甲状腺素等释放量会大大增加。尤其是女性，压力大时会出现亢奋状态，就是与这几种激素相关。

5. 中医的肝气郁滞是什么意思?

中医学的肝与西医解剖学的肝概念范围不同。因为引进西医时借用了肝的汉字，便造成了人们长期以来对中医学肝概念的误解。中医的肝主疏泄，肝具有疏通、调畅全身气机，使之通而不滞、散而不郁的作用。中医的脾主运化，一是运化精微，从饮食中吸收营养物质，使其输布于五脏六腑等各器官组织；二是运化水湿，配合肺肾等维持水液代谢平衡。中医的肺司呼吸。靠调节呼吸、血氧来达到"肺朝百脉"的作用；也参与内分泌调节，因为肺组织中有许多激素的受体。肺五行属金，肝五行属木，脾五行属土。正常情况下，木克土，肝制约脾，金克木，肺制约肝。肝在饮酒、熬夜、生气等原有功能有障碍时，需要灭活的激素聚积在肝里面，表现出肝气旺的症状。中医认为肝木过度制约脾土，则消化吸收功能减退；肝木乘胜反侮肺金，则出现呼吸不畅胸中压抑感。肝气郁滞时肝处于不服上级管、又压榨下级的状态。

为什么会变成气郁体质

气郁体质的本质是短暂情绪波动，如生气、焦虑、烦躁、闷闷不乐、压抑等，出现激素产生过多，但灭活较少、紊乱的亚健康状态。以下是气郁体质产生的主要原因。

- · 失业打击
- · 考试或工作压力难以应付
- · 梦想难以实现无法释怀
- · 完美主义难以达到
- · 全职在家没有社交圈，无成就感
- · 长期慢性疾病靠药物维持，心身不适
- · 想生宝宝但一直未孕

1. 失业会气郁吗?

赵师傅因为和领导意见不和,所以失业了。他整天闷闷不乐,因为他认为他技术过硬,和同事相比,最不可能失业的人就是他。他越想越气,儿子要结婚买房,女儿女婿外孙女和他住在一起。他和老伴的薪水不够家用。以前倒头就睡的他,现在晚上经常睡不着觉,睁着眼睛到天亮。老伴听见他经常叹气,食欲也不如以前了。话越来越少,想问问他是哪里不舒服,他又不耐烦。王师傅的这些表现就是气郁体质者的典型症状。

肝气喜调达,诸事都遂愿,肝气得舒,五脏自然舒畅。正如古语所说,人逢喜事精神爽。想要的得不到、生活工作压力大,渐渐超过承受范围,即使遇到小事也会心烦。

2. 大考将至、工作截止日期将近会气郁吗?

随着特定日期的将近,压力激素将不断分泌,如果熬夜赶任务,会损伤肝的代谢,血中的肾上腺素、糖皮质激素浓度会不断上升。大脑额叶的理智思维渐渐不能控制原始冲动,人开始表现为坐立不安、心烦易怒、便秘、胃口差或食量莫名增大,还有睡眠不好、口疮等问题。

3. 梦想很多,实现太难,开心不起来就是气郁吗?

年纪小的时候,有的小朋友要当画家,有的要当科学家,有的要环游世界……几乎每个人都有梦想。上了高中之后理想统统变成考大学。上了大学之后理想又变成顺利毕业找份好工作。工作后很多人的理想变成买房买车还贷款,自己幼年的梦想,几乎都忘记了,有时自己会讨厌自己的行为。这种矛盾的心理、消极的情绪持续久了,搞垮了他们的身体。满脸的愁容,渐渐铸成了气郁体质。相反地,有些人坚持做自己喜欢的事,不以金钱为目的,他们更乐观自信,幸福感也更强,往往事业上也会有一个成功的结果。最佳的情绪使他们工作时不感觉疲劳,不但心态好,而且身体健康。工作对于他们来说,就是享受。所以,在面对自己的梦想和梦想与现实的差距时,需要调整好心态,以防肝气郁结。

4. 完美主义者气郁是通病吗？

完美主义者对自己或周围的人要求很高，很多人不能满足他们的要求。因为其他人达不到自己的要求使他们更加心情不爽。挑剔使得他们时常很生气，体内的去甲肾上腺素分泌增加。在他们眼中值得高兴的事越来越少，因此自己的心情也变得郁闷起来。

5. 全职太太气郁的多吗？

对全职太太们来说，有一份工作，永远做不完，经常需要加班，做多了没有奖励，做少了有人责备，没有升职，更没有加薪。自己没有成就感，所有荣耀都只是先生和孩子。长期没有社交圈，没有朋友点赞，没有大家羡慕，没有社会地位。如何才能开心地度过重复再重复的每一天？从叹气，到闷闷不乐，到整天抱怨，到怨妇一个，最终将变成了气郁体质。

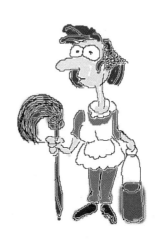

6. 好多慢性病靠药物维持，容易气郁吗？

某些控制血压的药可以导致抑郁，长期疼痛会让人愁眉不展。对于慢性病患者来说，好多健康人愉快的活动，他们都不能参加。从身体到心理，都是压抑和无奈。好不了的疾病，变成沉重的心理负担，久而久之变成了气郁体质。

7. 想生宝宝但怀不上，会失去自信而气郁吗？

对女性来说，如果卵巢早衰，卵子成熟有障碍，雌激素、孕激素的周期紊乱。促卵泡生成素和黄体生成素释放不停，卵巢仍旧没有反应。两个激素释放过多，即易出现烦躁、易怒、坐立不安。加上做妈妈的梦想无法实现，心情不舒畅，易变成气郁体质。

气郁体质的表现和疾病趋势

气郁体质有什么表现

情感压抑，经常叹气，不愿意交流，焦虑，容易生气，对待事物极其挑剔，面部色素沉积，夜不安枕，多梦，心率快，食欲减退，脉弦，舌边偏红，可能有红色的点散布在舌面上。

气郁体质的疾病趋势

气郁体质的症状虽然是可逆的，但若不断累积，气郁体质这种生理状态将会质变成病理状态，易出现心脏病、失眠、肠痉挛、便秘、抑郁症、肥胖、记忆损害、湿疹等皮肤病、子宫肌瘤、乳腺增生、胆囊炎、阳痿、胃肠溃疡、偏头痛、肺动脉高压等疾病。

气郁体质的情志疗法建议

《素问·举痛论》曰："余知百病生于气也，怒则气上，喜则气缓，悲则气消，恐则气下，寒则气收，炅则气泄，惊则气乱，劳则气耗，思则气结。"情感波动引发的气郁，采用情致疗法，比药物、食疗、针灸等方法更简单实用。金元四大家之一张子和在《儒门事亲》中记载了用一种情绪克制另一种病理情绪的治疗方法。"悲可以制怒，以怆恻苦楚之言感之；喜可以制悲，以谑浪亵狎之言娱之；恐可以制喜，以恐惧死亡之言怖之；怒可以制思，以污辱欺罔之言触之；思可以制恐，以虑彼志此之言夺之。"下面是张子和运用情志疗法的成功案例，我们可以将其运用在纠正气郁体质上。

1. 怒制思

病案一：一大户人家的夫人，因思虑过度，两年不能好好睡觉，任何药物都没效果。张子和给她诊了脉，是脾病所呈现的迟缓脉象，七情中脾主思。他没有开药，同她的丈夫共同演了一出戏。他索要很多银两，在她家吃吃喝喝，到了离开时也不曾为夫人治疗。夫人很生气，气得直冒汗，当晚很困睡得很好，之后一连八九天都接下来昏睡。睡醒后要吃东西，脉象流畅了很多。

2. 喜制悲

病案二：有个小县城管理时令的官员，因为父亲被贼人害死，非常悲伤大哭不止。哭完后心脏很疼，之后越来越疼，1个月下来，在心脏位置摸到一个结块，形状好像烧瓶一样（疑似心包积液），疼痛剧烈而且持续，吃药也没用。有人建议用针灸治疗，病人害怕，听说张子和不用针药就能治疗，就来找他。张子和来到他家，正好看见一个巫师在他家，他就模仿巫师，并胡说逗病人开心，病人大笑不止，然后张子和离去。过了1~2天，病人心脏处的结块居然消失了。

3. 悲制怒

病案三：张子和问一位经常生气的妇人，哭出来是否好受些？妇人回答，是这样，但不知道为什么。张子和回答，怒气引动少阳相火，肝木旺盛反侮本该制约它的肺金，肺金受到了压制。悲伤的情绪可以鼓舞肺气，因此痛苦可以减轻怒火，气消则肝木恢复条达。所以说悲则气消。

现在，有些女孩经常会被气哭，哭出来就舒服多了，即用哭来减压。但常哭对眼睛不好，工作生活带来的愤怒，也可以通过看悲情的电影、电视剧，或听悲伤凄凉的音乐来缓解怒气。

4. 恐制喜

清代徐灵胎《徊溪医书》中记载：一个书生殿选考上状元，在请假回家途中，却得了嬉笑不休的毛病。找到一位名医帮他治疗，却得知自己病入膏肓，只有几日的寿命了，如快点赶路或许还能够回到家中。状元很难过，日夜兼程回到家中，但已经7天没有不适。他的仆人说，医生留给他一封信，信中说他因为中了状元，高兴过头了，引起正气耗散殆尽，药物难以治疗，于是用寿命不长的谎言，使状元恐惧留恋生命，因为恐惧，使气不耗散而回到下焦，消耗的气得到补益，弥散的气得到收敛，因此可以不用吃药便能痊愈。

5. 思制恐

《晋书·乐广传》中记载了一个杯弓蛇影的故事。乐广有一个亲戚，很久没有登门拜访，乐广就问为什么很久看不到他。原来这位亲戚曾在这里得到赐酒一杯，但是杯中仿佛有条蛇，虽然很厌恶，但又不得不喝下去，因此得病了。乐广再一次邀请这位亲戚来饮酒，问他是不是又看见同样的蛇影，他说是。乐广告诉他这只是墙上角弓的倒影，亲戚立即豁然开朗，久治不愈的病也好了。因为怀疑恐惧而生的病，用解释道理的方法化解，便是思制恐的最好诠释。

气郁体质这样吃才养生

金元四大家之一朱丹溪在《丹溪心法·六郁》中说："气血冲和，万病不生，一有怫郁，诸病生焉。故人身诸病，多生于郁。"六郁即气郁、血郁、痰郁、热郁、食郁、湿郁。6种郁，均由情感波动先引起气郁，然后才与湿、痰、热、血、不消化的食物等病理产物，形成其他5种郁。生活中有以下情况需要食疗行气法，笔者将一一举例说明。

行气解郁，茉莉郁金

杨医师对号入座说体质：

小英在单位工作不开心，因为干的工作很多，但是功劳都是别人的。她常觉得不甘心，心里不舒服，郁郁寡欢。她很年轻，月经正常，肠胃没有不适，睡眠还好，舌苔不厚。

她的气郁并没有合并其他种类的郁，因此笔者建议她常饮茉莉花茶、郁金茶，并嘱咐她，趁年轻要以多做多学习为主，不要急于请功，要学会沉淀。调节自己的身心状态，才不会积郁成疾。

养生食疗方：茉莉花茶和郁金茶

·茉莉花茶

材料及做法：茉莉花5克，热水冲泡令茉莉花翻滚，加盖稍闷几分钟。茉莉花香气大出，趁热熏脸熏眼，嗅嗅茉莉香气。稍稍冷却后，趁温热慢慢饮下。工作期间饮茶并适当休息。

·郁金茶

材料及做法：郁金5克，因为郁金质地较硬，需要磨成小粒冲泡或稍煮15~30分钟。稍稍冷却服用。适合气郁较重者。

行气活血，玫瑰花茶

杨医师对号入座说体质：

小馨是个多愁善感的女孩，凡是喜欢成全别人，压抑自己。生过小孩后，脸上便出现点点雀斑，月经前2天经常小腹疼痛，经期还有不少血块。

小馨并不是单一的气郁，雀斑、痛经和经血带块表明夹杂着血瘀。建议她经常服玫瑰花茶，不但减能少她的郁闷烦恼，而且可以辅助活血通经、止痛消斑。

养生食疗方：玫瑰花茶

材料及做法：不用开水，而用80℃的热水冲泡8朵玫瑰花苞，冲后加盖闷5分钟，嗅玫瑰花香气，小口慢饮。最多冲泡2次。不宜每天服用。

行气化痰，陈皮蜜茶

杨医师对号入座说体质：

小梁结婚后，和太太的感情一直很好。但前不久，因为家里的一些事，小两口大吵了一架。小梁心思比较重又不善言辞，吵架后两人连续很多天没说话，关系一直比较僵，小梁为了排解烦恼，喝了不少酒，谁知道，不久后总觉得有痰在喉咙里堵着，晚上打呼噜声音很大。

其实，小梁的表现很常见，这是气郁之后出现了痰郁，治疗此问题，用中医的方法需要行气化痰，笔者给他推荐了一道简单好做的陈皮茶。陈皮性温，能化痰行气，材料很常见，理气化痰的效果也不错。

养生食疗方：陈皮茶

材料及做法：晒干的橘子皮储藏3~6个月，会有浓郁的香气，称之为陈皮。10克陈皮，煮开10~15分钟，陈皮茶有微微的苦味，若觉得苦味太重，可加少许蜂蜜。常服行气化痰。

降火栀茶，清理三焦

杨医师对号入座说体质：

小寨是位东北小伙儿，脾气大，还爱吃辣，动不动就长痘痘（痤疮）或口疮，清晨起床第一次小便很黄。

这是气逆合并三焦火。小寨体内的激素分泌量很大，蓄积在他的血液中，怒则气上，大量的激素引起他皮肤感染和口腔溃疡。笔者建议他喝些栀子茶。栀子为栀子花的果实，泻三焦火，通过利尿作用把激素排出体外，另外还有抗金黄色葡萄球菌的作用，有助于消痘痘。

养生食疗方：栀子茶

材料及做法：栀子7枚，用开水冲泡后饮用，春夏最宜。

消食行气，萝卜粉丝

小丁挨老板一顿批评，之后吃了一顿烤肉，几天下来腹胀得难受，排不出来又吃不下，本来就受气，又夹杂食积。

笔者建议他此时可吃消食行气的萝卜，若怕辣心，可稍微蒸几分钟。平时喜欢吃肉的人，若遇到烦心的事，也可以喝萝卜粉丝汤，以助消化。

养生食疗方：萝卜粉丝汤

材料及做法：洗净的白萝卜100克，去皮切条；细粉丝50克，葱花3克，姜末3克，盐3克，白胡椒粉3克，油适量。锅内放少许油置火上，油热时下葱姜爆锅，炒出香味后，放入白萝卜条，炒1分钟，将水倒入锅中，煮10~20分钟加入细粉丝，烹煮2分钟，加盐、白胡椒粉调味，出锅撒葱花即可。

行气利湿，紫苏叶茶

潮湿多雨的季节，心情烦躁，身体沉重，肠胃不适，排便质稀，这是气郁加湿。新鲜的紫苏叶偏于理气清湿热，干燥的紫苏叶偏于理气化寒湿。紫苏不用去梗，梗也有下气的作用。

养生食疗方：紫苏茶

材料及做法：带梗紫苏叶洗净，开水冲泡，加盖闷泡5~10分钟待飘出清香，稍晾温即可饮用。

气郁体质，日常调理很重要

劳逸结合

小凡为了买房，白天在单位上班，晚上又去出车赚外快。几个月下来，心烦失眠，消化不良，腹部不适，白天困倦，晚上对客人常常所问非所答。要知道文武之道一张一弛，劳逸结合对身体健康很重要。休息娱乐时分泌令人快乐的多巴胺，辛苦劳作时分泌肾上腺素和糖皮质激素，其对人体的作用是完全不同的。劳逸结合内分泌才能平衡。人不是机器，有合理的劳逸切换，才能有健康的身体，长期气郁，态度不好，自然会得不偿失。

多看喜剧

　　轻松幽默的喜剧可以泻心火和肝火，肝火平则怒气消，肝木不会过分克制脾土，胃口才会好。喜剧还可以减轻忧郁，心火克制肺金，忧郁想哭的情绪易随着笑声消失。医生需要培养幽默感，诊室里总是欢声笑语，病人来到诊室会感到轻松愉快，这样病人的忧虑和怒气都会减轻很多，身体的不适调理也变得容易多了。

傍晚饭后散步

　　钱师傅对工作时质量要求很高，最近新来的工友对业务不熟，频频出错，钱师傅很生气，导致胃部不适，有时胀、有时痛，晚上还睡不好。钱师傅有经验，对生产过程熟悉，但是新工友需要逐渐了解这些过程，钱师傅需要耐心指导培养新人，新人才能够成为熟手。除了宽钱师傅的心，减轻气郁的方法，还有饭后散步，以助消化，肠道就会健康起来。晚饭后散步，将血液输送到下肢肌肉，由于肌肉需要大量氧气和离子，肠道需要消化吸收营养，肠道加速蠕动。胃肠在睡眠时几乎清空，胃肠没有负担自然会好眠到天亮。

有好伴侣

　　好心情建立在好伴侣的基础上，好伴侣间有心的沟通，相互能诉说烦恼并得到理解和支持。在爱的陪伴下，大脑会分泌令人快乐的多巴胺，许多生活工作中的烦恼都会烟消云散，心情平和，身体自然健康。小丽和悦杉是好姐妹，两个人对婚姻的观念完全不同。小丽想嫁个有钱有房的老公，而悦杉要找个志趣相投、年龄相仿的老公。小丽靠朋友介绍很快就认识了一位生意人，年龄比她大20岁，有好几处房产，还有名车、名表，小丽认为找到了难得的钻石王老五，打定主意辞了工作相夫教子，很快准备结婚。但几年以后，小丽在一个晚上哭着跑到悦杉家找她，说老公有了外遇，她和女儿不知道怎么办？此时的悦杉刚刚结婚，老公在一家公司做技术负责人，收入不高，但小两口互相扶持，老公也有了升职的机会，生活很幸福。而小丽成天以泪洗面、郁郁寡欢，不久就患上了子宫肌瘤，她这才意识到一位志同道合的好伴侣有多么重要。

捐钱做义工

雨晴结婚10年了，她一直不能生小孩，总是尝试，却屡次失败。后来她没有纠结眼前的事实——心情的郁闷和身体的负担，而是换一种心情做事。她做义工帮助孤儿，捐钱给孤儿院，付出如母亲般的爱。不久她如愿地怀上了自己的孩子。

获得财富会令人快乐，赠与财物给需要它们的人是一件令人更加快乐的事。看到需要钱的人，用自己的钱帮助他们付学费、买生活必需品、填补家需，自己也会感受到爱的伟大，觉得所有的付出都有价值。做义工可以用爱来关怀缺少爱的人，看到他们的欢笑，心中会有无限的快感。

多参加集体活动，建立社交圈

吴太太是位教师，有两个孩子，她为了很好地照顾孩子，15年都在家中做全职太太。打扫房间，看管孩子读书，自己曾经的事业早就荒废了。本来以为看着孩子长大就很欣慰了，可是当她参加校友会时，才发现自己已经脱离社会太久了。她开始心烦，心里有怨气，孩子也感觉到了她的不快乐，家人鼓励她重新备课，去教低年级的学生。她虽然需要学校家里两地奔波，但是她学有所用，融入了社会，心情开朗很多，不再叹气。在继续深造时，又结交了许多朋友，经常见面互相鼓励，终于找到了久违的自信。

集体活动中的相互信任，有很多是来自朋友的支持，支持鼓励会使人振奋，心情自然会愉快。

交流中建立自信

　　老冀是位退休干部，离职后周围的人不再像以前一样恭敬他，他时常慨叹人情世故，有时会不禁流下眼泪，每当此时便胁痛难忍。意识到这样的情况，他很快将自己的心态调整好，不再以为自己高高在上，换以平常心，用自己爱好的书法和戏曲来交朋友。之后在朋友的鼓励下重新建立自信，肝气不疏导致的胁痛渐渐消失。

　　气郁的人，会因为不自信，而不愿意与人交流，爱叹气，不爱说话。就像胆小的狮子，认为自己是只小猫。为此，可通过自己擅长或喜欢的事，结交一些朋友，逐步建立自信。有了自信，气郁自然会化解很多。

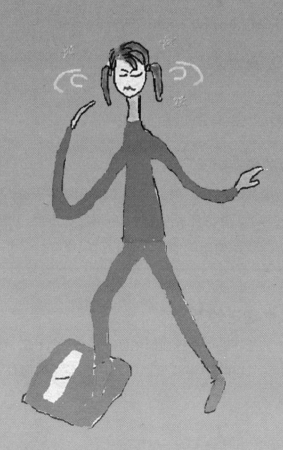

part

4

血虚体质

血虚体质是由于水谷精微不能化生血液，失血过多，或过劳耗氧伤血等原因导致的血液供应相对或绝对不足的亚健康状态。

血浓于水

血液是人体流动的营养来源，运输氧气、糖、氨基酸、脂肪、抗体、激素、细胞代谢产物等，滋润全身各处，发挥免疫作用，调节凝血和溶血的平衡。带有温度的动脉血温暖全身，与组织细胞液交换变成静脉血回流并带走代谢垃圾。理解血虚体质先从血液的构成和功能着手。

1. 血液的主要成分是什么？

血液约占人体体重的8%，体液及其他组织约占92%。血液约55%为血浆，约45%为有形物质。血浆中约91%为水，约7%为蛋白质（白蛋白约58%，球蛋白约38%，纤维蛋白原约4%），约2%为其他溶质（离子、营养、代谢产物、气体、激素等）；内容物中血小板（100~300）×10^9个/升，白细胞（4.0~10）×10^9个/升，红细胞（3.4~5.5）×10^{12}个/升。

2. 中医概念中血有什么作用？

中医的血可以营养毛发、皮肤、面部、眼睛、双脚、双手、指甲、肌肉、器官等，还发挥着滋养大脑、调节情绪和思维的作用。

3. 西医概念中血液的功能是什么？

血液为组织提供氧气，提供营养（葡萄糖、氨基酸、脂肪酸等），带走垃圾（二氧化碳、尿酸、乳酸等），传递免疫介质（如抗体），凝血，传递信息（激素或组织损伤信号等），调节体内pH值（血液正常pH值7.35~7.45），调节核心体温，维持渗透压等。

4. 氧气是怎样在血液中输送的？

氧气来源于呼吸，通过肺循环的动静脉血氧浓度差进行氧气和二氧化碳的气体交换。红细胞中血红蛋白在肺中将氧气携带其中，经过体循环，到达组织。

5. 糖是怎样在血液中吸收、运输、储存的?

血糖来自于小肠对食物中糖的吸收,饭后经过胰岛素的作用合成肝糖原,或合成蛋白质、脂肪。在机体需要时由胰高血糖素将糖原转化成血糖,并促进糖异生(将其他非糖物质转化成糖),供应能量合成的需要。

6. 血液中巨大的游离氨基酸库作用是什么?

在血液中有一个游离氨基酸库,它的任务是连续不断的供应蛋白质、神经递质及其他含氮物质的合成。健康人每天大概有300~600克蛋白质在体内降解,与此同时,食物中的蛋白质与血中游离氨基酸库正在合成同样多的蛋白以取代降解的部分。

7. 脂肪在血液中是怎样吸收、运输、储存的?

食物中较大的甘油三酯被乳糜微粒携带进入血液,经胰脂肪酶的作用下,或合成游离脂肪酸及甘油,或重新合成甘油三酯储存起来,参与人体内能量代谢,并合成细胞浆膜、类固醇激素和胆汁酸。

8. 糖、蛋白质、脂肪酸是怎样被利用的?

三大营养物质糖、蛋白质、脂肪以及血中的氧,由血液运输到需要他们的组织,经过线粒体这个能量合成工厂,释放ATP(三磷酸腺苷)同时产生水和二氧化碳。产生的ATP将用于维持体温、运动、维持血压、维持各个组织器官的功能。

9. 血液可以清除垃圾吗?

血液不仅可以携带运输氧气及营养成分,还可以将组织的垃圾带走。糖和氧,脂肪和氧的代谢产物只有水和二氧化碳,而蛋白质和氧的代谢产物除它们之外还有尿素、尿酸、盐。血液在酸碱度正常的情况下可以将这些垃圾排出体外。如果血液偏酸,则这些垃圾就会附着在带有负电荷的蛋白质上,很难排出去,越堆越多,最终将会导致严重的健康隐患。

10. 血液在免疫活动中发挥多大作用?

血液在免疫活动中将发挥巨大作用。无论是单核-巨噬细胞吞噬病原,或是细胞因子的释放,又或是抗体、补体的合成,还是T淋巴细胞发挥免疫辅助及杀伤功能,其主要是在血中进行的。血液将远程信号传递给免疫器官,再由免疫器官制造新的免疫物质,经血液到达事发地点,协调处理免疫相关问题。

11. 伤口流血之后发生了什么?

伤口流血,很多红细胞和血小板聚集在血管损伤处,凝血过程开始启动,纤维蛋白大量合成,形成血块堵住伤口,这是血液的凝血机制对人体的天然修复功能。

12. 血液中含有激素吗?

激素一般由内分泌腺分泌,然后释放到血中,随着血液循环到有相应受体的组织器官,不同的激素结合相应受体,就像一把钥匙开一把锁一样,当锁打开的一刻,就会感受到激素作用带来的身体变化。

13. 血液的酸碱度是多少,对人体有什么影响?

血液不是中性的,它偏碱,pH值为7.35~7.45。大部分含糖的食物、肉类、海鲜、蛋类加工食品属于酸性食物;大部分瓜果蔬菜、海藻类、茶等属于碱性食物。常吃强酸性食物会将血液酸化,如果血液偏酸,则代谢产物易堆积不去而致病。常吃碱性食物会将血液恢复到碱性,带有负电荷的大分子蛋白质和垃圾自动分离,不再黏附,小分子的代谢产物通过肾滤过膜孔会很快排出体外。

14. 血液流到哪里哪里就会热起来吗?

血液是暖暖不断流动的红色液体。它流向头,思维就越发敏捷,头部的温度就开始高起来。它流向四肢,手脚就暖起来。它流向关节,关节就温暖。紧张或寒冷时,血液集中在胸腹部,四肢供血明显减少,就会手脚发凉。女性若在凉地板上光脚站一会儿，足部的血液供应将会迅速减少，寒邪沿足三阴经传递到小腹，小腹内子宫的动脉由于寒冷而痉挛，供血减少，久而久之就会发展成痛经。在气温低的时候，穿吊带背心，背部供血受影响，脊神经得不到营养，支配哪里哪里就会痉挛疼痛，如胸痛、心前区痛、胃痛等。还会影响内脏功能，如咳嗽、尿频、便溏等。

15. 血压是靠渗透压来维持吗？

血压靠晶体渗透压和胶体渗透压维持。细胞内的钠少钾多，血浆内钠多钾少。钠离子等就构成了血浆晶体渗透压。血浆中的蛋白质、血脂就构成了胶体渗透压。血压偏高，可能是血浆中钠离子浓度过高——晶体渗透压增加造成的，也可能是血浆中的蛋白，血脂偏高——胶体渗透压增加造成的。激素也是维持血压的重要环节，如血中的血管紧张素Ⅱ、肾上腺素、去甲肾上腺素等也参与调节血压。醛固酮参与调节晶体渗透压。

为什么会变成血虚体质

血虚体质的本质是短暂的血容量下降，血氧饱和度下降，血细胞减少，血红蛋白降低，血小板减少，血中营养成分不足，血中细胞因子降低，血中的代谢产物过多的亚健康状态。以下为血虚体质产生的原因。

· 摄入少，如偏食或迅速减肥
· 流失多，如月经量过大，恶露过多
· 消耗多，如用脑过度

1. 偏食或减肥会导致血虚吗？

小荃从小就挑食，爱吃零食和油炸食品，本来不胖的她，还要追求骨感美。早上只喝咖啡，中午一份菜汤，晚上一个苹果。没过几天就头晕眼花，站不稳，血压降低，脸色苍白。牺牲了健康，换来她所追求的骨感美。来就诊时，她已经几个月没来月经了。这是营养不良导致了血虚。

2. 流血过多会导致血虚吗?

翁太太接近更年期,月经量越来越多。后来采取手术方法止血成功了,但是由于近1~2年失血过多,成为血虚体质,视网膜供血不足而致视力模糊不情,视力每况愈下,近视度数越来越高。

3. 用脑多也会血虚吗?

这里的血虚,不是血细胞产生不足,或丢失过多,而是血氧消耗过大。大脑在平静状态下,耗氧不足全身的20%,可是在努力思考的时候,耗氧量会猛增到50%,迅速消耗的血氧,导致其他器官的供氧不足,而产生脱发、颤抖、疲劳等一系列血虚症状。

血虚体质的表现和疾病趋势

血虚体质有什么表现

血虚体质表现为脱发、视物模糊、面部苍白或萎黄、疲劳、站立时瞬间眩晕、低热、心悸、指甲苍白、肌肤麻木、皮肤痒、记忆力减退、烦躁、失眠等,脉虚,舌质淡。女性还会出现经血少,月经周期变长甚至停经。

血虚体质的疾病趋势

血虚体质的症状虽然是可逆的,但若不断累积,会逐渐变成一种病理状态,出现低氧血症、低血糖症、慢性疲劳综合征、抑郁症、焦虑症、纤维肌痛综合征、肠易激综合征等疾病。

血虚体质者这样吃才养生

补铁补血，血气双补

杨医师对号入座说体质：

  针对因节食减肥引起的血虚，采用均衡饮食的食补方法，如木耳、红枣、桂圆、鸡蛋、虾、猪肝等都含有丰富的铁、蛋白质、胆固醇，可以增加造血功能，增强红细胞携氧能力，维持胶体渗透压。市面上有当归红枣茶，严重者可采用四物合剂、八珍颗粒、当归补血汤等，其都是不错的选择。单纯血虚患者，效果更为明显，为避免虚不受补的情况，可适当加入陈皮、枳壳等以行气化痰，适当疏导滋腻的补血药食，可以事半功倍。血虚伴有烦躁的患者已经血虚化热，可适当加些滋阴的百合或玄参等。血虚伴有固定部位疼痛，属于夹杂血瘀，可适当用活血化瘀的玫瑰花、三七粉等。

养生食疗方：当归红枣茶

材料及做法： 红枣8枚，当归6克。材料洗净，加适量的水加热煮开，改小火续煮30分钟，加入少量红糖稍煮片刻。停火待温即可服用。

补气补脾，固摄生血

杨医师对号入座说体质：

  因失血过多引起的血虚者适合用气血双补的药方，如八珍颗粒、当归补血汤。若失血仍未得到控制，则可用阿胶提高胶体渗透压，迅速控制出血，减少或停止出血。补气能加强凝血作用，特别是补脾气，对于失血量大的人来说，黄芪和白术都是不错的补气摄血中药。黄芪在当归补血汤中比例为当归的3~6倍就是这个道理。归脾丸中的白术可增强免疫器官——脾，合成更多的血小板从而停止出血。

养生食疗方：当归补血汤

材料及做法： 黄芪15克，当归5克。将材料洗净，加适量清水，大火煮开后转小火续煮30分钟。想要味道更好吃，可加红枣3枚、鹌鹑蛋3个同煮，快煮好时加入适量红糖。放温即可食用。

血虚体质，日常调理很重要

改善供氧，开窗换气

通风可使室内的二氧化碳排出，增加室内的氧气含量，会减少人们在室内精神不济、打哈欠等血氧不足的症状，有助于更有效地工作和学习。适当停一下手边的工作，到户外做做深呼吸，可提高工作效率。当然这个建议不适宜在雾霾天气，污染极重的城市。不推荐人工器械制造氧气吸氧，非自然的方法可能会破坏体内原本的平衡状态，易导致细胞老化。

办公间歇，伸伸懒腰

用脑过度是血氧不足的重要原因。工作1小时后站起来，伸伸懒腰、拉拉筋会使全身血气流畅，间接缓解脑的疲劳状态。短暂的思维休息，有助于恢复脑细胞的活力，办公效率会大大提高。

早点睡觉，有助生血

卧位时肝的血流增加，在睡眠状态下，特别是凌晨1~3点，肝对血液排毒效率最高。代谢产物排出后，因为血液得到了净化，就如新血再生一样，使人感到第二天特别清爽、有精神。所以尽量在11点之前入睡，符合生理需要。相反，凌晨3点以后入睡，即使睡够了8小时，但因错过了排毒时间，第二天起来还是感觉又困又累。

part

5

血瘀体质

血瘀体质是由于痰湿、寒凝、气滞、气虚、血热、受伤、手术、生产等原因导致血液循环不畅而凝固堵塞血管的亚健康状态。

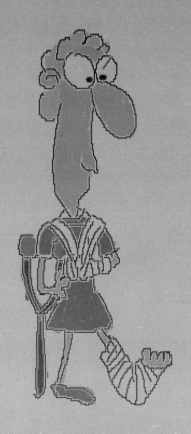

血不流则凝

理解血瘀体质，先要知道它的常见症状、血液分布及凝血过程。

1. 血瘀体质的常见表现有哪些呢？

根据中国中医科学院主持的流行病学调查显示，血瘀体质的症状贡献度前四名从高到低排列为舌紫暗、舌下络脉增粗、舌涩、肌肤甲错。中医专家的意见基本类似，但略有差异。临床症状贡献度中前7名从高到低依次为肌肤甲错、脸色暗黑、青紫舌、舌下络脉增粗、舌上黑点、脉涩及经血有黑紫血块。实验室检查前7名从高到低依次为全血黏度、血小板黏附性、血小板聚集、血浆黏度、纤维蛋白酶原活性、血细胞容积比、红细胞变形性。

2. 血液是如何在全身分布的呢？

在休息状态下，肝中的血量最大约占25%，其次是肾和肌肉约占20%，大脑约占18%，皮肤约占7%，心脏和骨髓约占5%。在思考时，大脑血量增加，约占全身流量的50%，其他部位的供血量减少；而运动时肢体的血量大幅度增加，其他部位的供血量减少。

3. 凝血过程是怎样的？

凝血过程在血管或组织损伤后启动，分为外源性和内源性两种。无论是割破了手指，还是生气气血逆行导致脑出血，最后都会激活凝血因子Ｘ，激活后的凝血因子促进凝血酶生成，后者促进纤维蛋白酶生成，随后血液凝集成血块（如下图）。

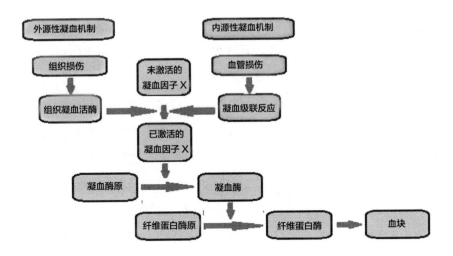

为什么会变成血瘀体质

　　血瘀体质的本质是由于过多的脂蛋白堆积在血管中，多余激素、代谢产物等引起血液高凝状态，寒冷或精神紧张引起血管收缩，心的泵血能力减弱，凝血紊乱等原因引起的血液循环不畅而凝固堵塞血管的亚健康状态。以下是血瘀体质形成的原因。

・血脂高
・寒冷的生活环境
・冰饮冷餐
・负面情绪
・血液偏酸性
・心力不足或纤溶功能差
・受伤、手术或生产后

1. 血脂高的人会导致血瘀吗?

　　血液中有两种载脂蛋白，一种叫高密度脂蛋白，是好的脂蛋白；另外一种叫低密度脂蛋白，是坏的脂蛋白。它们是血脂储存、运输的工具。低密度脂蛋白是血中胆固醇的仓库，正常数量的低密度脂蛋白带着胆固醇随着血液循环到处跑，输送到需要胆固醇的器官。但是数量超标的低密度脂蛋白越走越慢，就会堆积在血管狭窄或损伤处，堵塞血管。高密度脂蛋白是低密度脂蛋白的储藏运输车，正常数量的高密度脂蛋白可以带着低密度脂蛋白离开血脂沉积处，促进脂类排出体外。目前，医疗意见认为高密度指蛋白的值高比较健康。食物来源的胆固醇和甘油三酯，属外源性脂肪，一般不超过血脂的20%；内源性的血脂由肝脏合成，比例超过80%。对红肉等动物蛋白质及脂肪的偏爱，或油炸食物占满食谱，会使血脂的总数提高，血液黏稠，血脂四处堆积，损伤组织和血管，凝血机制启动，就形成了中医所说的痰瘀互结、痰凝血瘀。此时痰湿体质和血瘀体质混杂存在。

2. 寒冷会引起血瘀吗？

寒冷是最常见的导致血瘀的原因，即中医常说的寒凝血瘀。在寒冷的环境中，四肢的血液循环变差，重要部位的血液循环开放，体温较高的是头部、颈部和内脏。长时间的寒冷刺激，四肢的血管遇冷收缩，缺氧痉挛，手足就会灰白；若血流减慢甚至停滞，则易导致瘀血，手足变为青紫。手部血管受寒痉挛严重者易引起手指变白疼痛，间歇性发作，临床上称为雷诺氏症。寒冷不但会引起关节疼痛，由于外周循环不畅，也会引起重要部位循环压力过高，导致脑压过高，出现头晕头痛。此外，冷饮、冰激凌等冷冻食物，及冰箱中的食物取出直接食用，都可以使恒温的肠胃血管遇冷收缩，血流迅速减慢，导致肠胃血瘀，不通则痛。

3. 情绪波动是瘀血的原因吗？

瑞典的一项试验证明：在紧张压力下，20分钟后，健康成年男子的凝血因子Ⅶ和Ⅷ均显著增加。对于女性，无论是雌激素还是孕激素升高，都可以使凝血因子增加，血液凝固的风险加大。所以在情绪波动时，血中某些激素的浓度增高，有时大约为正常状态下的10倍，导致凝血因子增加，血液出现高凝状态。情绪波动而产生症状被中医称作气滞，其导致的高凝状态即中医所说的气滞血瘀。因此保持平和的心态，可大大降低血瘀的产生。

4. 心脏功能差会导致血瘀吗？

心脏是循环系统的源动力，它的泵血使得血液流动，沿着动脉到各个器官末梢，完成营养和氧气交换，从末梢到静脉，再回到心脏。心脏无力，推动不足，流动减慢，导致某些器官末梢循环障碍，因虚至瘀。纤溶酶原活化后变成纤溶酶，就像一把剪刀在体内凝血-溶血平衡中起着重要的溶栓作用，如果没有这把剪刀，纤维蛋白就会凝结成网状，由于纤溶酶原和纤溶酶不足最终导致凝血。这与中医常说的气虚血瘀相似。

5. 血液偏酸性，会导致血瘀吗？

血液在以下几种情况下，会变为偏酸性，此时血液的pH值小于7.35，这同中医所说的血热类似。第一，在感染时。细菌、病毒等病原体经血行播散，或其释放的内、外毒素经血行播散，此时血液呈高凝状态。第二，喜欢吃甜食。大多数的甜味剂是精制糖，精制糖是含有高葡萄糖的提纯物，不太甜，因此需要多放点儿才符合喜欢甜食人的口味。这种糖吸收率极高，很容易入血，使血液偏酸，此时血中的代谢产物不易排出，因此逐渐形成高凝状态。第三，爱吃肉不爱吃菜。通常所说的偏酸性饮食。虽然从酸性饮食，到血液酸化，到血热或体质偏酸，并不是同时发生，但却是一个从量变到质变的过程。喜欢肉食的人更容易心情波动、排便干燥，毒素有更多机会入血，加大血瘀的概率。第四，充满负面情绪。负面情绪促进消极类激素的分泌，通过血液的运输到达全身，易产生烦躁、便秘、口疮、出血等血热症状。这是中医公认的内热形成原因，会导致血热血瘀。

6. 还有哪些原因会导致血瘀呢？

除痰凝血瘀、寒凝血瘀、气滞血瘀、气虚血瘀、血热血瘀外，导致血瘀还有几个重要原因，如受伤、手术以及女性产后等。跌倒后身上的瘀青是血管损伤后血液流到附近组织，凝固的血液压迫附近组织而导致疼痛，形成瘀肿。有时受伤（如高处跌落）看不到瘀青，是因为在这样的情况下，瘀血在体内，有经验的中医医生会运用中药或针灸将瘀血从大肠排出，排便时会出现如猪肝色较大的瘀血块。手术时的切口、术中防止出血将血管打结处等都是瘀血易发的部位，其造成的组织粘连也属血瘀范围。中医常用"产后多虚多瘀"描述产妇的体质特点。恶露会排出体内的瘀血，如排不净则面色偏暗，还会长斑，也可能出现产后某些部位的疼痛。

血瘀体质的表现和疾病趋势

血瘀体质有什么表现

血瘀体质表现为舌下络脉增粗、麻木、刺痛、紫绀，皮肤干燥变硬，皮肤青紫，女性月经有血块，舌质紫暗，脉涩，瘀血引起的疼痛主要出现在固定部位。瘀血引起的月经痛会随着血块的排出而缓解。

血瘀体质的疾病趋势

血瘀体质的症状是可逆的，但若不断累积会将体质这种生理状态质变成病理状态，出现各种血栓、疼痛、雷诺综合征、缺氧状态、肿瘤、局部红肿、肌肤甲错、功能性子宫出血、恶露增多等。

血瘀体质者这样吃才养生

御寒护体，暖食温脏

杨医师对号入座说体质：

微微来月经时，和同学一起游泳，回来时月经就突然停止了，之后也没介意，断续吃她喜欢的冰激凌，不到一个月问题就出现了。月经痛得她无法上课，只能躺在床上，当流出大血块后才舒服一些。数月后，月经开始不按时来，而且每来必痛，只能靠止痛药维持。她来就诊时已经是秋天，她还穿着夹脚拖鞋。笔者帮她暖宫止痛之后，嘱咐她要注意足部保暖，特别是月经期间不要游泳、吃冰激凌。同时给她开了些玫瑰花，玫瑰花性温，有活血散瘀的作用。常饮玫瑰花茶，若下次经期不痛就不用针灸吃中药了。

养生食疗方：玫瑰花茶

材料及做法： 玫瑰花蕾5克，用热水冲泡，伴着玫瑰花的清新香气，趁热饮用，可反复冲泡2~3次。

痰瘀互结，化痰活血

杨医师对号入座说体质：

白师傅喜欢饮酒吃肉，久而久之血脂增高，舌头特别红，还有一层厚厚的苔，最近出现了心慌症状。心口常会在夜间短暂疼痛。这是高蛋白高脂肪饮食引发的痰瘀阻塞冠状动脉，阻塞部位时堵时通，堵住时不通则痛。推荐常常喝紫菜汤，紫菜有降血脂、抗血栓、加强心肌收缩力的作用。

养生食疗方：紫菜蛋花汤

材料及做法： 紫菜1张，香菜10克，鸡蛋1个，香葱1根，香油和盐适量。鸡蛋打碗内搅匀，香菜洗净切段，葱切成葱花，紫菜撕碎。热锅后倒入香油烧热，下葱花炝锅，加入适量矿泉水，待开锅，加盐，徐徐倒入鸡蛋汁，加紫菜，放香菜，1~2分钟后出锅。放温即可。

放松心情，解郁散瘀

杨医师对号入座说体质：

50岁左右的陈阿姨工作认真，但不太爱说话，即使压力很大、心情很烦也不愿意讲出来，久而久之发现肋骨处时而疼痛。来就诊时，她的脸色青暗，表情痛苦。陈阿姨因为接近更年期，激素出现紊乱，再加上工作不顺心，导致负面情绪越来越大，又没有释放出来，导致郁闷气滞血瘀。笔者让她喝些能行气活血解郁的郁金茶，舒缓心情，久服肋骨处的疼痛也会渐渐消失。

养生食疗方：郁金茶

材料及做法： 郁金晒干的薄片10克，用300毫升开水冲泡，趁温热饮用，味道微辣微苦，若有排便不畅，可以适当加些蜂蜜。可以反复冲泡2~3次。

血热血瘀，凉血活血

杨医师对号入座说体质：

小卢爱吃糖，包包里经常放着几块糖，并且下班先跑去喝甜品。她的小腿上不时出现一块硬结，久而久之变黑，很痒，起皮。糖引发血液偏酸，血中代谢产物无法代谢出去，直到沉积在硬结处，是血热血瘀。笔者给她用清肝、凉血活血的方法治疗一段时间后，建议她少吃糖，多喝丹栀茶。牡丹皮凉血化瘀，栀子清三焦火，可以将血中代谢产物从尿中排出。

养生食疗方：丹栀茶

材料及做法： 洗净的牡丹皮、栀子各10克。加矿泉水约500毫升，煮开15分钟，将茶汤滗出来，温饮。

外伤致瘀，化瘀止痛

杨医师对号入座说体质：

赵大妈跌倒了，摔断了骨头，腿上打了钢钉，一个月下来，腿上瘀青未消，腿部出现水肿。三七是治疗跌打损伤最好的草药，不但止血消肿，而且还散瘀止痛。云南的三七药效最好，被称为田七，因为价格较贵，用量又不需太多，因此不做茶饮。

养生食疗方：三七粉

服用方法： 适当润湿口腔，吞咽1~2克，立即温水送下，将三七粉与少量水混合喝下亦可。每日2次，服到肿消痛止即可。

小产分娩，补血活血

杨医师对号入座说体质：

11月底小梁刚刚升级为妈妈，她的恶露已2个星期还没停的意思，哺乳就很耗身体，现在又在失血，以致她疲惫不堪，奶水不够，手脚冰凉。当归生姜羊肉汤是传自汉代的食疗方，能补血活血、祛瘀、止恶露，还可以温通手脚、增加奶水量。

养生食疗方：当归生姜羊肉汤

材料及做法： 羊肉500克，生姜1块，当归20克，调料适量。羊肉洗净、切块，用开水浸过，沥干水；当归泡软、生姜切片；料酒20毫升。将生姜下锅内炒，再倒入羊肉炒干，与当归同放砂煲内，加开水适量，加料酒等调料，煮沸后，小火慢炖2~3小时即成。

血瘀体质，日常调理很重要

保暖

保暖可以改善血瘀问题，特别是疼痛在冬天时加重的人，食补不如保温。腿、腹部或腰部时常疼痛的，要穿上袜子，不可光脚踩地板，不可低温时还穿拖鞋、短裤，不要穿低腰裤或露腰的上衣。关节处若摸起来皮肤温度低，且时而疼痛或紧绷是寒凝血瘀的早期表现。因为关节处无脂肪肌肉，由血管、软骨、骨等组成，所以，暴露关节易引发血管痉挛、血瘀疼痛。

温热饮食

奔流入胃的一腔热血，突然遇到冰激凌，血管立即痉挛而血流中断，导致血瘀而疼痛。因此，不要把胃当成皮囊，想装什么就装什么，想什么时候装就什么时候装。吃温热的饮食更适合恒温的胃。

受伤或手术后，放松心情

因为受伤或手术本来就可能产生瘀血，有些瘀血会一直在体内存在很久。手术后瘀血导致的疼痛难免存在，此时除了关注身体健康以外，还要放松心情，注意居室通风，可以听一些舒缓的音乐。按照"喜则气缓"的中医临床经验总结，良好的心情，释放正面的情绪激素，脑垂体释放和利用内啡肽，有助于达到镇痛的效果。

静下心来

心情波动，负面情绪来袭，生气、恐惧、抑郁、忧伤、思虑、憎恨、嫉妒等可改变血液酸碱性。在此情况下可调整生活态度，静下心来，找到内心的满足感，以缓解血瘀问题。

平衡饮食

饮食调理对纠正血瘀很重要。应注意平衡饮食，忌食寒凉和油腻食物，尽量让肉奶的比例小于20%，多吃碱性的蔬菜和水果以及谷物。

平衡生活节奏

家庭是港湾，既可以减少身体的疲惫，又可以平复工作的紧张和压力。在压力的环境下待得越久，负面情绪带来的身体伤害就越大。早点回家，和家人聊聊，和孩子玩耍，对身心健康、减轻血瘀问题有极大的好处。

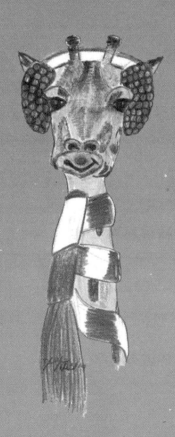

part

6

阳虚体质

阳虚体质是当人体脏腑功能失调时出现的体内阳气不足、阳虚生寒的亚健康状态。

像太阳一样的阳气

中医认为体内的阳气主温煦。《素问·生气通天论》中说："阳气者，若天与日，失其所，则折寿而不彰，故天运当以日光明，是故阳因而上，卫外者也。"说的是人体的阳气仿佛是天上的太阳，可以带来温暖和光明，如果阳气不足就会减少寿命。《素问·调经论》中说"阳虚则外寒""阳胜则外热"。人体通过代谢的化学反应产生维持生命的能量ATP，其中大部分变成热量来维持体温，如果将人体的热量释放，新陈代谢理解为阳气，代谢不好产热不足，体温偏低就会怕冷，和阳虚失去温煦而恶寒的描述异曲同工。理解阳虚体质应从体温、代谢等背景知识开始。

阳气主生长发育和生殖。《素问·上古天真论》中女子以7岁倍数，男子以8岁倍数的不同年龄段，肾中的阳气盛衰与生长发育、生殖能力有着密切的联系。

1. 人体的正常体温是多少？

临床上常用于测量体温的方法有3种：口温、肛温和腋温。肛温最高，其次是口温，腋温最低。体温正常值及范围为：口温为37℃，范围36.5~37.5℃；肛温37.5℃，比口温高0.3~0.5℃；腋温为36.5℃，范围36.0~37.0℃。目前医学上将体温分为核心温度和外周温度。核心温度较高，通常用测耳温法，得到的值接近核心温度。

2. 体温正常值适用于任何情况任何人吗？

不是。人体的体温不是均匀一致的，哪里血流丰富哪里温度偏高一些。体温在运动和静息状态有区别。同一个人白天和晚上的体温也不同。性别也是影响体温的因素，通常女性比男性的体温高约0.3℃。老年人体温偏低。

3. 人体一天中的体温是怎样波动的？

人体的体温是按照清晨低、傍晚高的波动规律不断重复的。清晨日出前后体温最低，然后逐渐升高，早上11点左右达到小高峰，稍降后继续升高，到日落前体温最高，然后迅速下降，在凌晨3~5点日出前后达到最低。正如《黄帝内经》所说的"平旦阳气升"，就是指太阳升起时人体的体温由最低值渐渐升高的过程。又如张仲景在《伤寒杂病论》中论述的阳明病"日晡潮热"，大肠的热性疾病到傍晚时分体温升高而发热，正符合前面体温每天变化的规律。

4. 人体哪里最热哪里最冷?

人静息睡眠时，血液在内脏里，此时肝的温度最高；思考时，血液流向大脑，大脑温度最高；消化食物时，血液涌向胃肠，胃肠温度最高；运动时，血液流向肌肉，肌肉温度最高。

通常情况下，手温度较低，比内脏低5~7℃；而足部是人体温度最低的地方，比手的温度低约3℃。

5. 什么是"寒从足生"?

中医有句话叫"寒从足生"，因为足部的温度最低，足三阴经是按从足走腹的方向走行的，寒邪的传递方向也是从脚到小腹或胃肠。很多病都是由于足部保暖不当造成的，如腿痛、膝盖痛、腿抽筋、睾丸痛、月经痛、胃痛等。

6. 人体内酶的活性什么情况下最高?

人体内酶的活性受温度和酸碱度调节。通常情况下，人体的酶在35~55℃的温度下活性最高。胃蛋白酶在pH值为1~3，温度35~40℃时活性较好；胰蛋白酶在pH值7~9，温度45~55℃的环境下活性较好；胰脂肪酶在pH值7.5~8.5、温度约45~52℃的活性最好。淀粉酶最适温度是35~45℃，氨肽酶的最适温度是45~55℃。在胃肠酸碱度正常的情况下，吃温热的食物，有助于消化。蛋白质和脂肪含量多的食物，比较难于消化，温热吃会更有益健康。若吃冷的含大量蛋白质、脂肪的食物，如冰激凌、冰酸奶、冷牛肉、香肠等，会影响代谢，带来疾病隐患。

7. 体温变化会影响免疫系统功能吗?

有一种说法是体温低于正常值1℃,免疫系统功能就可能下降30%~40%。低体温为人体感染某些疾病创造了条件。这种说法是有道理的,宿主和病毒之间呈温度依赖性交互作用,如鼻病毒时常会黏附在鼻腔中,在环境温度下降导致体温下降时,鼻病毒的繁殖能力增强,其最佳繁殖温度为33~35℃。耶鲁大学的研究团队称低温可以使天然免疫屏障被破坏,导致季节性普通感冒。

8. 什么是低体温证?

体温长期低于正常值,出现植物神经处于紊乱状态,代谢减缓,ATP产量下降,由于缺乏维生素和矿物质引起的生理活动下降,酶的活性下降,以及血液循环不畅等一系列病理状态。这个概念类似中医阳虚的概念。

9. 锌对人体有什么影响?

肾主生长、主生殖、主脑生髓、司二便、主代谢、主骨,其华在发。缺锌会抑制人体生长,导致阳痿和性成熟障碍,还会引起人的认知能力差、腹泻等消化功能障碍、骨质疏松、脱发等。

肾与心之间存在着紧密的联系。有研究显示,阳虚证患者的血清锌含量低于正常人,包括脾阳虚、肾阳虚、脾肾阳虚等,各型之间有一定差异。所以应该注重锌的补充。

为什么会变成阳虚体质

阳虚体质的本质是暂时低能量状态,心、肾、大肠、内分泌、免疫、能量代谢降低。全身性低能量的亚健康状态,表现为血液循环减慢,四肢末端过冷,脸色苍白,舌色白,不爱活动,疼痛等症状。心阳不足易出现大量汗出,怕风怕冷,心率低于60次/分等;肾阳不足易出现尿频,清晨3~5点腹痛、便溏等;内分泌阳气不足易出现内分泌器官及生殖器官功能低下,性欲减低;免疫系统阳气不足易出现容易患病及经常过敏等。以下是阳虚体质产生的原因。

· 年老
· 冰饮冷食
· 气候寒冷
· 穿衣过少
· 室温过低
· 房事太频

1. 年纪越大阳气越虚吗?

有一位杨老伯年近80岁,身体情况还好,可是最近不太爱说话。4月初全家聚会,很热闹,他一个人躺在椅子上表情微显痛苦。家人发现后才知道有些不对,带他去了医院。结果是肺内感染,情况已经相当严重。一般的人感染都会发热,体温高身体会烫烫的,但是老年人年纪越大发热症状却往往越不明显,因为平时他们体温就不高。人过了60岁以后,体温有逐渐降低的趋势。老年人有感染而不见发热就可归为中医的阳虚,《伤寒论》中记载阳虚外感的病人虽有恶寒,但未见发热。世界卫生组织建议老年人居住环境的室温在21℃左右为宜。低温环境不利于老年人的免疫系统发挥防御功能。既然老年人普遍阳虚,那么就尽量保护他们微弱的阳气,多吃温热食物,在温暖的环境居住,穿的相对保暖些,多用扶正祛邪的中药,少用大剂量的、伤阳的抗生素。

2. 冰饮冷食会伤阳气吗?

冰饮冷食的温度较低,经口腔食管到胃,表面的温度都会显著下降,周围的血管痉挛而收缩。如果食管附近的颈总动脉受凉,供应颅内及颞部的动脉血流量减少,就会出现头痛。此时冰饮冷食伤了上升的清阳之气。如果入胃,胃液迅速减少,胃中各种酶的活性降低,导致胃阳受伤,消化能力大大减弱。如果低温的胃

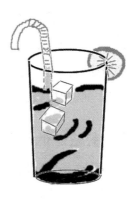

将寒气传导到髂总动脉，寒气还会影响子宫的供血，引发宫寒、痛经或不孕。

3. 天寒地冻有多伤阳气？

单妈妈是北方人，常年腰腿疼痛，胃部受寒会腹痛腹泻。因为女儿到广东生活，接她过来看孩子，近几个月时间，没有经过什么特殊的治疗，结果腿疼减轻，腹痛腹泻也很少出现。人体是恒温的，以保持正常的生理活动。但是若自然界的寒冷超出人体的承受范围，就会生病。生活在东北地区的人，很多人有腿痛、腰痛、关节炎、高血压等症状。主要原因是寒冷引起血管收缩，特别是在腿部的血管，使血液不能均匀地分布到全身。收缩的下肢血管，导致下肢供氧供血不足，肌肉痉挛而疼痛；血液主要分布在胸腹以上，导致血压升高。

4. 穿的少也会伤阳气吗？

季大哥肠胃不适已经好了很久了，有一天又突然跑来看病，他说怎么又开始肚子疼了？笔者诊脉后问他是否光着脚在早晚凉的时候到户外去了？他说傍晚刚洗完澡，穿着拖鞋溜达，看到一位朋友就聊了好长一段时间。为什么这个也跟肚子疼有关？足三阴经的流注方向是从足部沿着小腿内侧、大腿内侧到生殖系统和消化系统。因此光着脚寒气上达腹部，引起肠痉挛，因此肚子就会痛了。他听从了笔者的话，之后避免光脚总是穿上袜子，几乎就没有再痛过。很多年轻女性有月经痛，有些人就是因为不注意多穿衣服保暖造成的。其实止痛方法很简单，就是做好足部保暖就可以了。皮肤是主要的散热器官，背部有督脉、足太阳膀胱经，在寒冷的情况下暴露背部，易损伤经气，减少神经根的供血，使体温降低从而影响免疫力。腹部是足三阴经和任脉的分布区域，露脐装降低腹壁温度，进而降低内脏温度，降低消化酶的活性，妨碍食物消化。足部保暖与肠胃病减轻呈正相关。

5. 室温过低会伤阳气吗？

体温是受环境影响的，室温高时体温较高，室温过低时体温也随之下降。室温越低，人体维持生理温度就越需要来源于食物等更多的热能转化，久而久之便会损伤体内阳气。在美国，很多办公室的室温设置偏低，只有18℃左右。很多高科技公司的文职人员都不得不在这种室温内工作，由于室温过低且久坐，很多人都会因颈椎或肩关节受寒而感到疼痛。室温过低引起体温下降，还可引起免疫力下降。空调的使用，使得人们不能够自行调节适应自己的体温，而且不能靠开窗换气来调节室内的氧气浓度。这种既寒冷又密闭的环境，到感冒流行的季节，鼻病毒在低体温时繁殖迅速，人与人之间互相传播，经常会出现一人感冒，大家遭殃的情况。

6. 房事太频会伤阳气吗？

精子中含锌特别丰富，锌是维持前列腺功能和生殖器官生长的重要矿物质。锌是生物体除铁以外最重要的金属离子，参与各种酶的唯一金属。房事太频，会导致锌大量流失。锌的流失，会导致短时间内缺锌。锌在生殖中的作用同中医所说的肾精相似，肾精不足会出现：腰酸背痛、膝软无力、畏寒肢冷、体虚易感、大便稀溏、小便清长、头晕乏力、脑髓失养、头脑不灵活等阳虚的情况。

阳虚体质的表现和疾病趋势

阳虚体质有什么表现

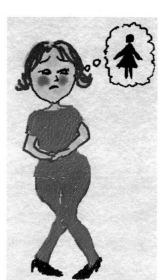

阳虚体质会怕冷、手脚凉、疼痛、易感冒、小便频、大便稀，甚至生殖能力下降、脑髓失养、头脑不灵活等，舌淡白胖大，脉迟。

阳虚体质的疾病趋势

阳虚体质的症状是可逆的，但若不断累积会将体质这种生理状态质变成病理状态，会出现皮肤、呼吸道多种过敏症，女子痛经，男子阳痿，心率过缓，心衰，疼痛，关节炎症肿大，肠道慢性炎症，生殖系统及脑病变等疾病。

阳虚体质者这样吃才养生

温胃止痛，生姜红糖

杨医师对号入座说体质：

小皮生活在北方，冬天下雪的时候，在户外玩雪玩了几个小时，回家后开始胃痛起来。应对刚刚受寒引起的胃痛，最简单的方法就是生姜红糖水，一杯下去胃痛就会缓解。生姜性微温，味辛，具有温中止痛的作用，现代药理学证明生姜有镇痛、抗炎、松弛肠管、促进胃液分泌等作用。

养生食疗方：生姜红糖水

材料及做法： 生姜洗净切成5片，将2碗冷水和生姜放入锅中一起煮5~10分钟，然后加入1勺红糖搅拌溶化均匀。趁热但不要太烫，一口气喝完。姜的作用是暖胃散寒，红糖是补血的。生姜红糖水不但可以暖胃、止呕、调理肠胃还可以预防感冒、消炎、祛湿活血。

暖宫通经，茴香煮蛋

杨医师对号入座说体质：

小冉总是月经痛，来月经时痛的没法上学，有时止痛药也不能缓解疼痛，痛得面青皱眉没法说话。其实月经痛不久的人或没有器质性病变的人，只要宫寒没有明显的瘀血，用小茴香煮鸡蛋就行了。

养生食疗方：小茴香煮鸡蛋

材料及做法： 小茴香30克，鸡蛋2枚，盐2~3克，水煮5~10分钟，再打水蛋壳，去皮再煮，食蛋，月经前3~5天开始服用。

阳虚体质，日常调理很重要

温足三阴

足部保温是很重要的，尤其是因光脚、露腿和露膝盖导致的胃痛、痛经、腿痛、膝盖痛等疾病。除了要尽量穿袜子，冬天不要露腿露膝盖以外，还应该经常用红艾温足汤泡脚。

养生足疗方：红艾温足汤

材料及做法： 先把20克左右的红花和艾叶放入纱布袋包好并捆紧，放到锅里加水，先用大火煮开，然后小火煮10~30分钟，取汁即可。将药汁兑在温热水中，然后泡脚半个小时，期间水凉了适当兑入温热水。

冬天穿暖

冬天穿暖有助于防止寒气伤阳引起的各种疾病。有肺病咳嗽的人，保护颈部和锁骨胸骨前的皮肤，戴上围巾有助于防止肺部疾病的发生。头部保暖有助于防止头痛，洗头后要吹干，湿湿的头发容易引发鼻病和感冒。还要注意手部保暖，少用凉水洗碗，有助于预防肘部以及肩周疼痛。足部保暖有助于预防腿和腹部疼痛类疾病。不要露腰，护腰保暖有助于防止腰痛、坐骨神经痛。不要露腹，护腹保暖有助于促进消化，防止胃痛、女子痛经等。

房事有节

锌的流失与房事过频有关系，应注意每天饮食补锌。食物补锌，可选用生蚝、河虾、海虾等食物。然而体内缺锌时，一则开源多吃含锌食物，二则节流，减少房事频率。另外，房事太频，血中性激素水平偏高，易患某些疾病，如前列腺、乳腺等疾病。房事应该适可而止，这样不仅能减少患缺锌等疾病的概率，对健康也有益。

part

7

实热体质

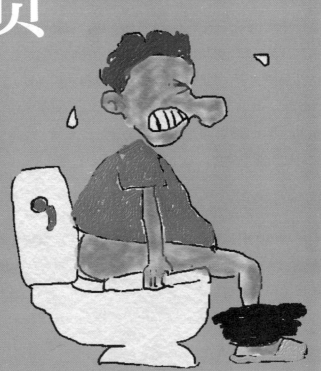

实热体质是受致热源影响，阳热之邪侵袭人体，由表入里所致的症候，出现热、燥、烦、火等表现的亚健康状态。

体热如暖炉

实热体质的人往往体温偏高，或基础代谢率高，或产热过多。用手去摸实热体质人的皮肤，即便是在寒冷的环境，也总是温暖的。实热体质的人并不一定都是又高又胖的，少数瘦小的人也可能属于实热体质。要想理解好实热体质，应先了解基础代谢率、产热和散热等背景知识。

1. 什么是基础代谢率？

基础代谢率（BMR），又叫静息代谢率。当清晨人体清醒安静不动状态下，维持生命重要器官基本生理功能（如心跳、呼吸、脑及神经活动、腺体分泌、肝的解毒、肾的排泄、肠的消化、肌肉活动等）的能量消耗率，相当于每天必须的能量支出。通常是在早上刚刚睡醒还未起床时，不受活动、食物、温度、情绪影响时的能量代谢率。婴幼儿基础代谢率高，成年人基础代谢率显著下降，老年人基础代谢率更低。肌肉丰满的人比脂肪多的人基础代谢率高。体表面积大的人基础代谢率高。男性比女性基础代谢率高。按时进餐的人比长期经常饥饿的人基础代谢率高。体温高的人基础代谢率比较高。体内激素如甲状腺激素、生长激素、肾上腺激素、去甲肾上腺素等水平升高，基础代谢率增高。处在低气温环境下基础代谢率高。情绪亢奋时比情绪压抑时基础代谢率高。

2. 如何测试基础代谢率？

直接测试法，即收集机体在一定时间内散发出的总热量而得出能量代谢率。但由于这种方法很难实现，因此通常采取间接法。医院通常是通过测定机体的基础耗氧量来间接获得基础代谢率，主要应用于甲亢和肥胖病人，也用于设计符合自身能量代谢的减肥计划。间接测试方法具体是让测试者在椅子上放松，并戴上遮盖口鼻的面罩，测试20分钟左右的耗氧量、二氧化碳输出量、心电图，目的是得到测试者使用多少氧气产生多少二氧化碳。面罩并未提供多余的气体供应，吸入的气体来自测试者周围环境。心电图仪的导联粘贴在胸口测试心率和节律。测试者需要保持放松，结果才能准确。估算法可以通过固定公式来推算，也可应用带有基础代谢率计算器的软件，通常只要输入测试者身高、体重、年龄、性别就可得出估算值。估算公式将体表面积、年龄、性别考虑进去，但很多其他影响因素如食物摄取、体温、环境温度、情绪、肌肉比例、激素水平等并没有反映出来，显然估算值不够精确。

3. 什么是致热原？

致热原是通过作用于下丘脑后部的产热中枢，引起体温升高的物质。致热原分为外源性致热原和内源性致热原。外源性致热原通常包括由细菌、病毒、真菌、螺旋体、支原体等微生物分泌出的外毒素或死亡崩解释放的内毒素。外源性致热原通过引动内源性致热源调高体温，而常见的内源性致热原有抗原抗体复合物、类固醇激素、尿酸结晶、炎性渗出物、坏死组织、白细胞介素1、白细胞介素6、肿瘤坏死因子、干扰素等。

4. 人体是如何产热的呢？

人在静息状态下，基础代谢产生的热量来自于内脏和脑。吃进不同食物也会产生不同程度的热量。糖类、脂肪和蛋白质的生理热价分别为 4.1千卡/克、9.3千卡/克，4.1千卡/克。水果和蔬菜以水分和糖为主，并有少量植物蛋白质，不含脂肪，因此产热量最少。谷类含糖量相对多，产热量稍高，因此谷类可以作为主食来提供人体日常生活所需的热量。肉蛋类食物主要以蛋白质为主，产热稍高。产热最高的偏于脂肪多的食物。改变食物的加工方法也能提高产热，烧烤和油炸等比清蒸和水煮产热量高。骨骼肌在运动的时候是身体产热的主要部位。在寒冷的环境中及室温低于20℃时，人体通过提高基础代谢率和打寒战来产热。

5. 人体是如何散热的呢？

人体散热主要通过皮肤，少部分热量通过尿、大便、呼气的方式散热。人在外界环境温度低于体温的情况下，多于40%的热量通过皮肤辐射散发。皮肤接触温度低的物体时会将热量传导出去，当冷风吹过时皮肤通过对流将热量带走。还有一部分热量通过皮肤分泌有形或无形的汗液蒸发带走热量。日常生活中的散热方法都是根据上述原理，如减少衣服的覆盖，或利用空调降低环境的温度，增加皮肤辐射散热；冲凉、游泳、冰敷、冰饮传导可以带走热量；扇扇子或吹电扇利用对流可以将热量散去；在炎热的夏天，闷热的环境，喝热茶、喝汤或热粥、吃火锅，或发汗的药促进汗液排泄等，可以靠汗液蒸发来散热。散热成功，人体体温微微下降，所以感到凉快。在夏季或气温较高的地区，汗液蒸发成了主要散热方式。

为什么会变成实热体质

实热体质的本质是暂时全身性产热多的状态，出现热扰心神、耗气、伤津、挟湿、热肿等症状。阳热太盛会出现体温偏高，怕热贪凉，面红，手脚皮肤热；内分泌过旺会内分泌激素释放多，心神不定，生气发怒，性欲亢进；耗气会疲乏、易困倦；伤津会汗出多，尿短黄，大便干等；致热源诱发体温升高会引起局部肿痛、出血等疾病。以下是实热体质产生的原因。

- ·感染发热
- ·高温环境
- ·热性饮食
- ·七情内火
- ·激素性热

1. 感染发热

一提到感染就会想到发热。很多致病微生物都是致热原，会升高接触者的体温。致病菌感染后有发热的人暂时属于实热体质。在接触同样的致热原时，成人发热高低可以证明身体是否强壮。发热有助于提高免疫力，加速免疫反应，减少体内的病原体，体温升高到一定程度，就会出汗，出汗可以促进毒素随汗液排出。因此在短暂发热而且热度不高的情况下，最好不要立即退热，让人体卫气（免疫力）同病原体展开生死搏斗，有助于调动和提高自身的免疫力。当然某些严重感染所致的高热不退，应及时退热。儿童神经系统发育不全，高热会导致抽搐，因此应积极退热。此外，老人卫气不足、免疫力衰弱，即使感染很重也不表现发热，通常会延误诊断，导致病情恶化。判断老人是否发热，应与自身平常体温比较。

2. 高强环境

夏天气温升高或高温的热带气候，人们经常靠汗液蒸发来降体温。当环境的温度高于人体的温度时，天人相应，人体被迫吸热，体温升高到一定程度，会出现头晕等中暑现象。人们开始用空调、电扇、冲凉或吃冰凉的西瓜等方式降低体温。此时人们会在环境影响下出现短暂实热体质。长期在高温环境下工作的人，受到高温影响，也会出现实热体质，但是久了就会转化为属性偏热疾病。

3. 热性饮食

热性饮食可指产热高的饮食，包括高糖高蛋白高脂肪、油炸或烧烤的饮食、例如奶酪、烤肉、炸鸡、炸薯条、巧克力、比萨饼、汉堡、碳酸饮料、奶油蛋糕等；也可指含有高热量的谷物、坚果、蔬菜或水果等，如鹰嘴豆、姜、辣椒、咖喱、牛油果、大

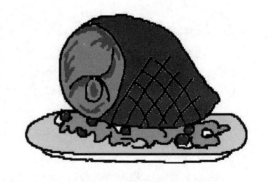

米、大蒜等；还包括中药四气（寒、热、温、凉）中的热性中药。北京中医药大学一项研究表明，辛热的中药如附子、肉桂、干姜的混合煎液可使机体的物质代谢加快、能量代谢增强，从而提高基础代谢率。在给大鼠喂辛热混合液9周后，血清中甘油三酯、胆固醇和总蛋白明显升高，表示大鼠体内脂肪和蛋白质

的代谢加快。乳酸脱氢酶和乳酸活性也明显增强，说明细胞内无氧酵解的活跃程度增加。吃大量上述食物会出现暂时性实热体质，当食谱改变，减少热性食物的摄取后，实热体质也会改变。长期食用热性食物或热性中药，实热体质会向属性偏热疾病转化。

4. 七情内伤，情绪不稳

情绪是影响基础代谢率的重要因素。芬兰阿尔托大学的一项研究表明，情绪会导致人体热能变化。研究涉及314种情绪，其中幸福时全身温度均匀升高；感受到爱时除腿部外其他部位温度均匀升高；愤怒时胸部、手臂、头部温度升高；骄傲时胸部、头部温度升高；恐惧或焦虑时胸腔温度升高；惊奇时头部（眼睛附近）、胸部温度升高；厌恶时咽喉和胃的温度升高；轻蔑时头部、双手温度升高而盆腔温度降低；害羞时头部温度升高，面颊处最高；嫉妒时面部温度特别是眼睛的温度升高；悲伤时胸部温度稍高但四肢温度降低；沮丧时四肢温度更低，咽喉温度稍低。除沮丧外其他12种情绪波动在一定程度上使人体温度升高。这与体内的激素短时间大量释放有关。温度升高的部位代谢加快、产热增加，此时可能呈现实热体质或局部脏器的实热表现。七情（喜、怒、忧、思、悲、恐、惊）均会导致内火，过犹不及。正面情绪虽然对健康有益，但是激素释放是短暂的，保持情绪平稳更为重要。

5. 激素类药物

糖皮质激素有抗炎、抗过敏、抗休克以及免疫抑制等作用，在临床抑制变态反应类疾病，如过敏性哮喘、肾病综合征、红斑狼疮等时发挥着重要作用。河南中医学院的一项研究表明，应用糖皮质激素有以下副作用：水盐代谢紊乱、继发感染、兴奋烦躁失眠等神经症状、消化道溃疡、蛋白质分解加快、钙磷排泄加快以及吸收障碍、血液高凝状态等。这些均是属热的症状。南京中医药大学做了一项治疗慢性肾炎的临床观察，80例病人在采用常规糖皮质激素治疗之前属虚证居多，如脾肾阳虚、气阴两虚等证型，使用大剂量激素之后部分病人变为热毒型、阴虚阳亢型、阴虚燥热型。其中热毒证型的出现和激素的大剂量使用明显相关，可以及时采用五味消毒饮合柴苓汤以减轻属热的副作用。采用糖皮质激素类药，如氢化可的松、泼尼松、地塞米松等治疗中或治疗后，观察副作用，出现便秘、口干、心烦、失眠等症状，此时体质是因为激素的作用而变为实热体质，久而久之会演变成热性疾病。甲状腺激素水平升通过线粒体呼吸链产生热量，促进糖、蛋白质、脂肪的代谢。甲状腺素水平升高会出现热的症状，如烦躁、体温高、心率快、易饥饿、怕热、盗汗等，其性质像补阳的中药。黄体酮是妇科常用激素，可以预防流产、升高体温、调节月经周期，其性质像升阳益气的中药。睾酮是男性激素替代疗法的常用激素，有提高体能、增强性欲的功能，其性质像壮阳的中药。中医形容激素类药物属纯阳燥热之品，使用表现为实热，久用伤阴而出现燥热，突然停用则会出现阳虚以及反跳现象。因此，临床使用小剂量相对安全，出现副作用后应咨询医生及时调整，不可自行滥用或随意更改剂量。

实热体质的表现和疾病趋势

实热体质有什么表现

实热体质会出现多个以下症状：体温偏高、怕热贪凉，面红、口渴、汗出、手脚皮肤偏热；烦躁没耐心、脾气暴躁；入睡困难、早醒；咽肿痛、牙龈肿痛、便秘、口臭；多梦、易出血（牙龈出血、痔疮出血、便血、尿血）；易化脓或溃疡；舌红苔黄，脉洪大等。

实热体质的疾病趋势

实热体质的症状是可逆的，但若不断累积会将体质这种生理状态质变成病理状态，可导致中暑、便秘、失眠、心脏病、高血压、急性出血等，热极成毒可导致急性肠梗阻、急性盲肠炎、急性热性传染病、热毒肿痛、溃烂甚至毒血症、败血症等疾病。

实热体质者这样吃才养生

清热解毒，银花连翘

杨医师对号入座说体质：

小叶个子很高，身体很好，很少生病，也很少吃药。前些天出差回来，他有些没精打采，咽喉肿得说不出话来，一量体温38℃多。吃了退热药和抗生素，还是说不出话来。这可能是旅途中感染了某种病原体，抗生素没解决问题可能是因为针对性不强。银花连翘茶是很好的选择。金银花性寒、味甘，具有清热解毒的作用，体外实验对多种细菌和病毒均有抑制作用，还可抗炎解热提高免疫力。连翘性微寒，微苦，具有清热解毒、消痈散结的功效。体外实验对10种革兰阳性和阴性菌均有抑制作用，而且有明显抑制口腔真菌和流行病毒的作用。连翘可直接摧毁内毒素，抗炎且解热。两者搭配服用可解毒抗炎，又可缓解小叶脸上的青春痘。

养生食疗方：银花连翘茶

材料及做法： 洗净的金银花9克及连翘6克，矿泉水500毫升，冷水泡10分钟，煎煮10~15分钟闻到香气即可关火，闷在带盖的杯中，待水温而不烫时，慢慢润喉咽下。

消暑益阴，西瓜绿豆

杨医师对号入座说体质：

小征是快递员，夏天炎热，他汗出不停，一大瓶水喝着也不解渴。针对这种情况，暑热伤津耗气，吃西瓜和喝绿豆汤可以达到解暑清热的效果。绿豆煮食有助于清胆养胃，解暑止渴，润皮肤，消水肿，利小便。做成绿豆饼，食之清积热，解酒食诸毒。西瓜甘甜多汁，能清热解暑，可以切片吃或打成果汁。西瓜外表的青皮可以做成西瓜翠衣汤，同样解暑清热。

养生食疗方：西瓜汤和清淡绿豆饼

·西瓜汤

材料及做法：西瓜皮去绿色外皮和红色内瓤，洗净切块。矿泉水500毫升烧开，将西瓜块放入，加入少量盐。水再次沸腾后打入蛋花，调入香菜、香油即可。

·清淡绿豆饼

材料及做法：先将有机绿豆500克打成粉，过筛。也可直接买有机绿豆粉。将绿豆粉加入抹茶15克，蒸30分钟，飘出绿豆香。将蒸好的绿豆粉中加入适量香油、少量糖水制成绿豆糊。将模具内表面涂上香油防粘，将拌好的绿豆糊放入模具中定型，将湿的绿豆饼晒干，即可食用。

热食补救，芦荟蜂蜜

杨医师对号入座说体质：

小亮喜欢吃麻辣羊肉火锅，还经常和朋友烫烧酒，吃茴香豆。到了夏天总觉得哪里不对劲，有排便困难、喉部隐隐作痛的表现。

辣椒、羊肉是热性的食物，麻辣火锅更是热上加热，烧酒、茴香也同样性热，小亮的舌头偏红，舌苔发黄，以上表现确认了小亮的实热体质。热盛就会伤阴，体热出汗也会带走一部分阴液。保存在体内的阴液不足，大肠液分泌不够，就会排便困难。热性食物酒精反复刺激食管，食管黏膜变得敏感，稍稍刺激就会隐隐作痛。芦荟性寒凉，芦荟素有助于抑制溃疡，促进创口愈合，芦荟大黄素还有助于泻下通便。蜂蜜性平，味甘，具有补中、润燥、止痛、解热毒的功效，蜂蜜虽甜但不升血糖，增强肠蠕动，有助于通便。芦荟蜂蜜正适合小亮体热便秘的情况。

养生食疗方：芦荟蜂蜜茶

材料及做法：鲜芦荟50克，洗净去皮，切块，倒入泡好的绿茶，放入5克蜂蜜，凉至温热即可饮用。

七情内火，丹皮栀子

杨医师对号入座说体质：

慧慧是个急性子，最近行业内部竞争很激烈，为了有个升职加薪的空间，她白天上班晚上上课，想多了解行业新进展。可是她每天到家明明很累，又总是睡不好，月经开始提前。由于她身体素质还好，因此白天还能坚持工作。她妈妈看见她这样就炖了很多虫草乌鸡汤、阿胶红枣给她补身体。可是她越吃越热，尤其是手心，还想吃凉的食物，而且变得心烦、做事没耐心。

慧慧性急，压力大，是引动了七情内火，属于实热体质。此时再服用温热的药膳，更是火上浇油，因此会出现更多属于热性的症状。此时最适宜饮用降内火的丹皮栀子茶。牡丹皮性凉，味辛、苦，具有清热凉血、活血散瘀的功效。栀子性寒、味苦，具有泻火除烦、清热利湿、凉血解毒的功效。广州中医药大学的一项研究表明，两者合用的方剂可以减轻血热，镇静降温，对抗应激激素，抑制促肾上腺皮质激素释放激素的升高，降低血浆皮质酮含量，从而减轻慢性心理应激反应的症状。

养生食疗方：丹皮栀子茶

洗净的牡丹皮、栀子各10克，用沸水冲泡，或煮15分钟，放温后饮用。

激素药后，玄参生地

杨医师对号入座说体质：

小洪前不久患上了过敏性哮喘，当时用激素才压下来，稍有喘还要吸入激素平喘。他有面红、心烦易怒、口干舌燥等表现。并且最近血压、血糖有些偏高，这是糖皮质激素的副作用。

使用激素类药物平喘之后要饮用玄参生地茶，帮助代谢体内多余的糖皮质激素。生地黄性寒，味甘、苦，具有清热凉血、养阴生津的功效，有助于降血糖，还可以调节血液中的T淋巴细胞以抗炎抗过敏。玄参性寒，味苦咸，具有清热解毒养阴的功效。玄参还可以降血压。两者同用适合小洪，以减少激素副作用，减轻热性症状，降血压和血糖。

养生食疗方：玄参生地茶

材料及做法： 玄参5克、生地黄5克，分别洗净切碎，用沸水冲泡15~20分钟，当茶色变成棕黑色，茶温适宜即可饮用。玄参生地茶泡久一点有效成分溶入茶中更多。也可大火煮开玄参生地15~30分钟，温服效果更佳。

part

8

阴虚体质

阴虚体质是指当脏腑功能失调时，出现体内阴液不足，阴虚内热的亚健康状态。

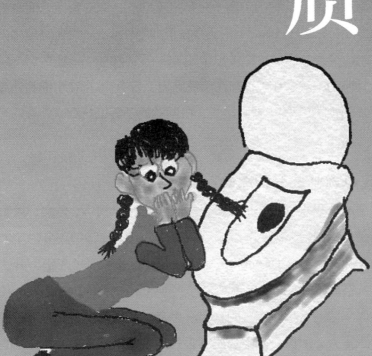

阴液滋润濡养

津液包括汗、尿液、胃液、肠液、细胞内液、组织液等，血液、乳汁、精液或阴道分泌物等具有滋润作用属于人体之阴，各种分泌激素的腺体属于阴，脏器结构也属阴。要理解阴虚体质，需要了解人体含水量、各种津液构成、各种腺体对应激素、哪些脏器可出现阴虚等基础知识。

1. 人体中的水含量是多少?

儿童时期人体的含水量最多，大约占70%；成年后人体的含水量则稍有减少，大约占60%；老年人身体的含水量最少，大约占50%~55%。正常情况下，成年人体内除含水量约60%以外，蛋白质约占18%，脂肪约占16%，矿物质约占6%。

2. 血浆、组织间液、细胞内的离子分布有什么不同?

血浆、组织间液、细胞内的离子分布是不同的，靠通透性毛细血管膜和细胞膜维持浓度差。钠离子（Na^+）主要存在于细胞外液，占细胞外液中阳离子总数的90%以上。全身钾离子（K^+）总量的98%在细胞内。镁离子（Mg^{2+}）约有一半存在于骨骼内，其余几乎都存在于细胞内，仅有1%存在于细胞外液。氯离子（Cl^-）为细胞外液中的主要阴离子，协同钠离子等维持细胞外液的渗透压和容量。

3. 汗液是由哪些成分构成的?

汗液主要成分是水，占95%以上，汗液中还有矿物质、乳酸、尿素等。矿物质中钠离子含量约为0.9克/升、钾离子约0.2克/升、钙离子约0.015克/升、镁离子约0.0013克/升、锌离子约0.4毫克/升、铜离子约0.3~0.8毫克/升、铁离子约1毫克/升、铬离子约0.1毫克/升、镍离子约0.05毫克/升、铅离子约0.05毫克/升。湖南中医学院的一项研究表明，自汗患者出汗量和出汗速度及汗液中离子浓度均高于正常人，所以汗液电解质的丢失高于正常组。这表明自汗的人阴液常不足。

4. 性生活分泌物由哪些成分构成？

男性精液由精子（约5%）和精浆（约95%）组成，一次射精3~4毫升精液，其中含有2亿~5亿个精子，精浆主要成分是水，还有蛋白质、乳酸、果糖、矿物质（锌、镁、钙、钾等）、维生素B$_{12}$、酶类等。精液pH值为7.2~8.0，呈弱碱性。国内一项关于精液成分的科研报告说，精液中浓度最高的是钙，其次是镁、锌，这些离子的平均浓度明显高于血浆浓度，但血浆中铜浓度高于精液中浓度。该研究还发现，血浆锌离子（Zn^{2+}）浓度、活动度、正常形态精子数，以及精液中锌和镁浓度与精子计数显著相关。而女性性生活时的阴道分泌物主要成分为水、吡啶、角鲨烯、尿素、醋酸、乳酸、醇、二元醇、酮及醛等。阴道分泌物的pH值为3.8~4.5，呈酸性。

5. 乳汁由哪些成分构成？

同济大学一项关于母乳成分的研究表明，母乳中除水外，含有的生物活性成分，包括乳铁蛋白、免疫球蛋白、长链不饱和脂肪酸、寡聚糖、细胞因子和一些活性细胞。除此之外还有钙、磷、钠、钾、氯等矿物质。哺乳期6个月前宝宝一般是不用喝水的。母乳是会根据宝宝需要自动调节的，6个月前乳稀薄，水分含量大，抗体多。6个月后乳蛋白含量高，看起来浓稠。

6. 人每天分泌多少消化液？

健康人通常每天大约分泌8200毫升消化液，其中唾液约1500毫升，胃液约2500毫升，胰腺液约700毫升，胆汁约500毫升，肠液约3000毫升。消化液中约有95%以上是水，唾液中含有唾液淀粉酶、溶菌酶和少量的矿物质（如钠、钾、钙）等。唾液的主要作用是湿润辅助吞咽，促使淀粉分解，并有杀菌作用。胃液的主要成分有胃蛋白酶、胃酸(即盐酸)和黏液，还有钠盐、钾盐等矿物质。胃液的主要作用是分解蛋白质、维持酸性环境、保护胃黏膜。胰液的主要成分有碳酸氢钠、胰淀粉酶、胰脂肪酶、胰蛋白酶原和糜蛋白酶原等。胰液的主要作用是消化糖、蛋白质、脂肪，维持弱碱环境。胆汁中没有消化酶，主要成分是胆盐和胆色素。胆盐的作用是促进脂肪的消化和吸收。小肠液含有多种消化酶，如淀粉酶、麦芽糖酶、蔗糖酶、乳糖酶、肽酶、脂肪酶等。小肠液的作用是进一步分解糖类、蛋白质和脂肪，促进其吸收。

7. 人体有多少内分泌腺体？这些腺体分泌哪些激素？

除消化腺、汗腺、乳腺外，人体内分泌腺有垂体、下丘脑、松果体、甲状腺、肾上腺、胸腺、甲状旁腺等，男性有睾丸、前列腺，女性有卵巢。腺垂体细胞分泌的激素分别为生长激素、泌乳素、促甲状腺激素、促肾上腺皮质激素、黄体生成素、卵泡刺激素和黑细胞刺激素等。神经垂体是仓库，本身不会制造激素，储存来自下丘脑视上核和室旁核制造的抗利尿激素和催产素，当身体需要时就释放到血液中。松果体分泌褪黑激素。甲状腺分泌甲状腺素和降钙素。甲状旁腺分泌甲状旁腺素。肾上腺髓质有嗜铬细胞，其分泌的化学活性物质有多巴胺、去甲肾上腺素、肾上腺素，总称为儿茶酚胺。肾上腺皮质分泌盐皮质激素-醛固酮、肾素、少量的雄激素，以及糖皮质激素等。胸腺分泌胸腺激素。睾丸分泌睾酮。前列腺分泌前列腺液，而不是前列腺素。卵巢分泌雌激素和孕激素（即黄体素）。还有一些激素是由消化腺等腺体分泌的。

8. 脏器结构属于人体之阴吗？

是的。根据中医理论，身体功能属阳、结构属阴。临床上，当胃黏膜受损，出现胃中嘈杂、口渴，一般诊断是胃阴虚证；心律不齐和瓣膜损害常被诊断为心阴不足证；口干、干咳等诊断为肺阴虚；眼睛阴液不足导致眼干、眼花，肝经失养出现关节润滑液少诊断为肝阴虚；卵巢萎缩诊断为肾阴虚等均属阴虚范畴。

为什么会变成阴虚体质

阴虚体质的本质是由于汗液、血液、精子、母乳等体液的流失；由于疾病导致脏腑结构的破坏；由于下位腺体功能低下，引起的垂体功能亢进，内分泌紊乱。以下是阴虚体质的产生原因。

· 过度情感刺激
· 过食热性食物或药物
· 大量活动后汗出过多
· 呕吐或泄泻后离子和水的流失
· 手术外伤后大量失血
· 房事过频
· 哺乳期乳汁排出
· 急性感染热病康复期体液消耗后
· 衰老过程的内分泌紊乱

1. 常生气发火会导致阴虚吗?

经常生气发火,身体会释放大量的肾上腺素和去甲肾上腺素,血压会升高,心率会加快,面色会变红,眼睛会充血。正如中医形容的肝肾阴虚、肝阳上亢导致的上厥下竭、上实下虚的情况。朱丹溪描述了龙雷之火:"火起于妄,变化莫测,无时不有,煎熬真阴,阴虚则病,阴绝则死。"情绪平稳,是对健康无害的,这两种激素是为饥饿、寒冷、手术、外伤等应激时救命而备用的。就像存在银行的钱,以备急需。但是极大的情绪波动如大发雷霆、怒发冲冠、怒目圆睁、面红目赤等就是过激的龙雷之火。肾上腺长期制造并储存的激素,一下子释放出来,使血液重新分布,血液沸腾上涌,会导致脑出血、心脏骤停等非常严重的后果。如果经常发小脾气,虽然不甚,但也会造成肾上腺激素的消耗,日久影响其功能。

此外,生气发火时可能升高或降低的激素还有促甲状腺释放激素和甲状腺素、黄体生成素和雌激素。

2. 多吃辣的食物会导致阴虚吗?

干辣椒等辛辣食物含热量很高。每100克含有约324千焦的热量。地处喜欢辣味的朝鲜族地区的延边医学院有一项研究表明,经常吃大剂量辣椒者,在胃酸分泌亢进、黏膜屏障低等情况下,容易发生胃黏膜病变,如胃炎、胃溃疡等。如果辣的饮食和热的饮食一起吃，对食管及胃的黏膜破坏会更加严重，在喜爱吃麻辣烫及火锅的地区，食管癌的发病率较高。

3. 出汗、呕吐、腹泻会导致阴虚吗？

出汗、呕吐、腹泻会导致体内离子紊乱。由于膳食中有足够的盐，人体通常不缺少钠和氯。大量出汗，人体易丢失大量的钠、钾、钙、镁、锌等。多次呕吐不但丢失大量的水分，而且胃酸会随呕吐而出。大量氢离子（H^+）和氯离子（Cl^-）丢失。身体因为缺少氢离子而出现碳酸根离子增多，体液偏碱性，从而钾离子也随尿排出体外，因此会出现短暂的低血氯和低血钾。而腹泻次数过多，随着水分丢失，碳酸根离子丢失过多，体内氯离子浓度过高，体液偏酸性。这些体液都是人体之阴，阴液丢失过多，导致离子紊乱，会出现疲劳、肌肉抽筋或痉挛、虚弱、烦躁不安、恶心、眩晕、意识混乱、昏厥、易怒、呕吐、口干等症状。这些症状看起来同中医中气阴两虚、阴虚有热的表现一致。

4. 失血过多也是阴虚吗？

失血过多，血液中的血浆、红细胞、白细胞、血小板、蛋白质，以及离子等就会减少。短时间补充不足，就会出现如口干、烦躁等症状。这些症状属于血虚同时也属于阴虚。中医有"津血同源"的说法。张仲景在《伤寒杂病论》中论述《黄帝内经·素问》中"夺血者无汗，夺汗者无血"的病理关系，认为"衄家不可发汗"。意思是说，血流失多的人没有汗，汗出多的人血流量减少，而流大量鼻血的人，也会阴虚津液不足，汗液源泉匮乏。

5. 房事过频会出现阴虚症状吗？

男子精液流失过多，女子阴道分泌物流失过多，除了缺少水分以外，其中的有机物及矿物质成分都会随之丢失，这些都是人体的精微物质，中医称作肾精，肾精属阴，是生殖之精。肾精合成的速度没有消耗损失的速度快，久而久之就会肾精亏虚。房事过频会出现腰膝酸软、失眠、精神萎靡、手心热、心烦、体温升高、口干、黑眼圈等阴虚或阴虚有热的症状。

6. 哺乳期的女性会出现阴虚症状吗?

哺乳期的女性会出现头晕、乏力、腿脚无力等气虚症状,也可出现睡眠差、咽干、盗汗、面红、舌红等阴虚症状。由血和津液生化而成的乳汁每天被大量消耗,需要更多的营养来源补充需求。特别是刚刚做妈妈的人,生孩子的过程流失不少血和体液,恶露还未干净,刚刚开始哺乳,体内的气血还未达到新的平衡,这些症状就更明显。当合理的饮食供应足够的产奶需要,恶露逐渐停止,体力恢复到生产前的水平时,就会渐渐达到新的平衡,阴虚的症状会渐渐减轻。除了阴虚外,产妇常夹杂着血虚和血瘀的症状,正如中医所描述的"产后多虚多瘀"的复杂情况。

7. 急性发热后也会出现阴虚的症状吗?

在细菌、病毒等感染发热前后,体内免疫球蛋白和免疫细胞,以及细胞因子会大量消耗,有些急性发热病都会出汗以降低体温;有些肠道感染引起的疾病不但发热,还伴随呕吐或腹泻,体液短时间内大量流失。因此会出现低热、盗汗、口干、大便干硬、肌肉痉挛等阴虚症状。

阴虚体质的表现和疾病趋势

阴虚体质有什么表现

阴虚体质会出现多个以下症状:眼睛干、皮肤干、嘴唇起皮、体温正常稍高、手心热、口渴、易饥、胃中嘈杂、睡眠不佳、烦躁、腿脚抽筋、心率微快、心悸、夜间盗汗、女性月经提前、男性早泄、看起来比同龄人苍老等。阴虚者舌质偏红,形状瘦小,甚至表面还有裂纹,脉虚数。

阴虚体质的疾病趋势

阴虚体质的症状是可逆的,但若不断累积会将体质这种生理状态质变成病理状态,就会出现失眠、更年期综合征、糖尿病、肺结核、心律不齐、慢性胃炎、慢性肠炎、肌肉萎缩、卵巢早衰等疾病。

阴虚体质者这样吃才养生

心情平和，百合地黄

杨医师对号入座说体质：

　　小琴由于性格的原因从小到大都争强好胜，经常发火，爱与人争吵，最近发现体重明显减轻，去医院检查发现甲状腺出现轻微肿大。波动的情绪会引起腺体分泌激素，这就是中医所说的七情内火，激素分泌过多。初期是内火实热，但久而久之，阴虚和虚热症状就会出现。不良情绪激素通常引起心率过快、体温升高、能量代谢加快等。笔者给她推荐了百合地黄饮。百合性平、味甘，能清心泽肤、定魄止惊、润肺补胃、通乳散痈、祛风涤热。现代药理学研究发现百合不仅有助于改善甲状腺功能亢进的临床症状，而且对降低血清T_3、T_4的含量和改善亢进的甲状腺功能均具有一定效果。

养生食疗方：百合地黄汤

材料及做法：新鲜百合7枚（瓣开），生地黄汁200毫升。以适量清水浸洗百合一晚，倒掉浸液，主要是为了去除百合中的秋水仙碱；再将百合以清水400毫升，煎取200毫升，去除百合，再加入地黄汁，煎取300毫升，分成两份温服。适用于阴虚体质和实热体质，阳虚体质者不宜。

少吃热辣，沙参麦冬

杨医师对号入座说体质：

　　大周是个喜欢吃辣、吃火锅的人。若干年之后，食管和胃黏膜屏障破坏，常有烧灼感，吃饭时有点疼。笔者告诫她少吃一点辣，避免进一步破坏黏膜并推荐她服用沙参麦冬饮。沙参性寒，味微甘，能益胃生津、清肺养阴。麦冬性微寒，味甘微苦，有润肺养阴、益胃生津、清心除烦的作用。桑叶性寒味苦甘，可疏风清热、清肝明目、梳理三焦。现代药理学证明，沙参麦冬汤有修复食管黏膜的作用。

养生食疗方：沙参麦冬饮

材料及做法：沙参8克，麦冬、桑叶各6克。洗净药材，上3味共置于保温杯中，以沸水适量冲泡，加盖闷泡15分钟，代茶频饮。每日1剂。

大汗后补阴，清蒸牡蛎

杨医师对号入座说体质：

　　小李是个敬业的人，因为工作繁忙忽视了运动，所以下定决心每天早起去健身房运动2个小时。因为没有循序渐进地加大运动量，所以短时间耗气伤津出了很多汗。他认为出汗很舒服，每次必然直到大汗淋漓才停下来休息。几个月下来，他每晚开始发热、热醒，夜间不停的盗汗，早上的时候发现床单都湿了。很多人知道运动过后应补充水分，其实在了解汗的复杂成分后应该注重补阴。由于出汗过多，流失了很多汗中的营养成分，特别是钙和锌。中药中的牡蛎，即生蚝，有敛阴潜阳、清热益阴、收敛固涩、软坚化痰的功效。牡蛎肉中含有大量的钙和锌，还有钾和钠等等，正好和汗液流失的营养物质类似。所以以牡蛎来作为大汗后的补给最合适不过。新鲜的牡蛎，如海中的牛奶，味道爽滑、肉质较嫩，最适宜清蒸，此时牡蛎中的营养物质保存较完整，因此清蒸牡蛎是一道补充汗液、营养丰富的美食。

养生食疗方：清蒸牡蛎

材料及做法：新鲜牡蛎适量，生抽少许，少量性温的调味品如蒜或芥末（切忌大量蒜或芥末，因其抵消了牡蛎本身的益阴功效）。牡蛎要用刷子刷干净，因为牡蛎壳上有很多的泥沙，还有一些其他的附着生物。刷干净了，剥着吃得时候，不影响口感，处理时小心伤手。锅内放水，水烧开后将洗净的牡蛎摆放在盖帘上隔水蒸，平面朝上，凸面向下，保留里面的汤汁。看见牡蛎开口再过5分钟，就可以关火，切忌煮久，否则营养易流失。可根据个人口味调好生抽、蒜或芥末，将煮熟的牡蛎蘸着调味料食用。

呕吐丢酸钾，宜服小半夏

杨医师对号入座说体质：

夏天天热，食物容易腐败，小芬吃了隔夜的食物，吐了好几次，食物基本吐出来了，而且不敢吃东西，连喝水都吐，吐出的都是酸水。正如前面所讲的吐出了过多的胃酸，体内钾离子还有随尿排出体外的可能，最终血钾降低。对于此情况除了止吐以外，她还需要及时补充酸和防止钾流失，为了争分夺秒防止离子紊乱，推荐她赶快服用小半夏加茯苓汤。其具有既止吐又补酸、保钾的功效。小半夏加茯苓汤有和中化饮、降逆止呕的作用，药理学的解释更加清楚明白它的神奇之处。小半夏汤除作用于呕吐中枢外，还含有很多的有机酸，如琥珀酸、苹果酸、柠檬酸、亚油酸等，可以补充丢失的酸。另外，茯苓是利水消肿的中药，在恢复胃表面水肿的同时，有保钾利尿的作用。

养生食疗方：小半夏加茯苓汤

材料及做法：半夏15克，生姜24克，茯苓9克，加入3升水中煎煮浓稠至300毫升左右，分两次温服。对于呕吐病人，尽量浓缩药汁，以便服用方便，避免药汁过多诱发再次呕吐。注意：半夏有小毒，不可生食。

健脾止泻，山药大枣

杨医师对号入座说体质：

炎炎夏日，小征吃了头一晚煮的红豆粥，结果腹泻好多次，小肠水肿吸收水分功能减弱，大量水分流失，根据前面的分析，碳酸氢根离子流失，体液呈偏酸性。由于不洁的食物基本已经被排出肠外，杀菌变得不那么重要，此时需要止泻和补充适当的碱性物质，纠正体内的酸碱平衡。推荐山药红枣粥，可以完成止泻和补充碱性物质的双重作用。山药有益气养阴、补脾肺肾的功效；而大枣补中益气，养血安神。除了山药有止泻作用以外，山药和大枣都含有合成体内所需碱性物质的钾、钙、锌和氨基酸等。

养生食疗方：山药红枣粥

材料及做法： 山药20克，红枣5枚，粳米50克，少量冰糖。将粳米、山药、去核红枣洗净，放入电饭煲中，加水适量，煮30~40分钟米烂成粥，再加入冰糖即成。

失血过多，阿胶山药

杨医师对号入座说体质：

小玲刚刚生完宝宝，生产中出血量较大，恶露很稀，但过了3周还没结束。她整个人没有力气，面色白，嘴唇偏干，心慌心烦，喝了很多温热的水，好像还不解渴。血压一直偏低，走路时头重脚轻，蹲下站起时有头晕眼花表现。这是失血后血液为主的阴液不足，因此需要补血滋阴。山药是补脾阴，恢复脾统血功能的重要药膳材料。阿胶补血止血，滋阴润肺，有助于提高血红蛋白、红细胞、白细胞、血小板数量，提高血浆胶体渗透压，从而达到止血升血压的作用。红糖性温、味甘，入脾经，功效有益气补血、健脾暖胃、缓中止痛、活血化瘀等；且含有苹果酸、维生素B_2、胡萝卜素、烟酸和铁、钙、锰、锌、铬等矿物质，营养很丰富。

养生食疗方：阿胶山药饮

材料及做法： 阿胶粉10克，山药30克，大米粉适量，红糖少量。戴手套将去皮山药切丁，与大米粉一同放电饭煲中，加水500毫升煮30~40分钟至熟，加入阿胶粉再煮10分钟，最后加入少量红糖即可食用。

房事有节，补锌补肾

杨医师对号入座说体质：

杰尔刚结婚，房事过于频繁，近来出现体重减轻、腰酸、双脚无力的症状，还伴有手心发热、工作精神不能集中、口干咽干。随着精液的流失，体内缺锌，分泌较多的精子消耗了肾阴。此时首先懂得这是因为房事过频造成的，应该减少房事，做到房事有节，还需要补充锌离子以及为精液中需要的营养成分填补缺失。推荐云苓黄精生蚝汤。云苓是产于云南的茯苓，是上好的道地药材，也可选普通的茯苓。茯苓能宁心安神、健脾渗湿、补钾宁心；黄精能养血滋阴，保护肾上腺皮质功能；红枣则能补气补血，包含各种矿物质和维生素；而生蚝，即前面提到的牡蛎，可补肾壮阳，牡蛎中含有较多的锌及多种蛋白质，可以补充随精液流失的营养物质。

养生食疗方：云苓黄精生蚝汤

材料及做法： 云苓15克，黄精20克，红枣若干，新鲜生蚝200克，盐、生抽各适量。洗净云苓和黄精，在清水中浸泡半小时，红枣去核，生蚝洗净。汤煲中放入云苓和黄精，加适量水煮开后下入生蚝和红枣，大火改小火煲2小时，最后加入适量盐和少许生抽便可。捞出中药，食用生蚝及汤汁。

哺乳耗阴，鲫鱼木瓜

杨医师对号入座说体质：

小晴刚做妈妈，奶水不够，伴有面红、手心热、口干、心烦、便干难排，夜里睡眠不好。女性生产时失血，喂奶又消耗大量体液去生成营养丰富的乳汁，容易引起阴液不足，虚热内生。笔者推荐她服用滋阴且辅助产奶的鲫鱼木瓜汤。鲫鱼性平、味甘，具有催乳下乳、开胃调气、生津运食和熄风清热的作用，其含有大量的蛋白质，可供应产生乳汁的需要。木瓜性温、味酸，有舒筋活络、滋阴和胃的作用。番木瓜中含有大量水分、碳水化合物、蛋白质、脂肪、多种维生素及多种人体必需的氨基酸，可有效为人体补充养分，木瓜蛋白酶能消化蛋白质，有利于人体对食物进行消化和吸收。

养生食疗方：鲫鱼木瓜汤

材料及做法：鲫鱼1条，木瓜1个（去皮瓤切块），姜少许，盐适量，水3升。鲫鱼去鳞，去除内脏，清洗干净。煎锅中倒入油，待油烧至7成热时，将鲫鱼放入，两面煎至微黄，立即倒入开水，煮后汤变成乳白色。加入姜和木瓜，大火煮沸后转小火，盖上盖子煲1小时，加盐调味即可。

热病补液，西瓜首选

杨医师对号入座说体质：

莉莉前些天发烧，最近体温退下去，但出现了口干乏力的症状，到了傍晚会出现心烦、便秘的症状。医生告诉她，工作不能太累，也尽量少吃些难消化的食物，避免久病复发。大病后，外毒素引起血热，血液黏滞易凝固，发汗吐泻等又消耗了过多的体液，出现了热病后的虚热现象。此时，天生白虎汤——清凉滋润的西瓜，就是滋阴清热的最佳选择了。西瓜性寒、味甘，有助于清肺胃、解暑热、除烦止渴、醒酒凉血。

养生食疗方：新鲜西瓜汁

材料及做法： 西瓜一块，矿泉水15毫升。将西瓜去子，用小勺挖出西瓜瓤放入碗中。然后将西瓜瓤放入冰箱冷藏。最后在榨汁机里放入西瓜瓤，加少许冰糖，加入凉矿泉水，开机榨30秒成西瓜汁即可。

衰老皱纹，二至丸妙

杨医师对号入座说体质：

　　李阿姨为了儿子结婚筹钱，晚上熬夜做手工艺品，几个月下来头晕眼花，一下子衰老了好多，腰酸腿软，坐久了站起来有点困难，口干舌燥，还多了许多皱纹和白发，不时地一阵阵发热后又出一身汗。李阿姨想在儿子的婚礼上看起来年轻些，笔者推荐她服一段时间的二至丸。二至丸由旱莲草和女贞子两味药组成。方名出自清代汪昂撰写的《医方集解》，其文云："补腰膝，壮筋骨，强阴肾，乌髭发。价廉而功大。冬青子即女贞实，冬至日采。不拘多少，阴干，蜜酒拌蒸，过一夜，粗袋擦去皮，晒干为末，瓦瓶收贮，或先熬干，旱莲膏旋配用。旱莲草，夏至日采，不拘多少，捣汁熬膏，和前药为丸，临卧酒服。女贞甘平，少阴之精，隆冬不凋，其色青黑，益肝补肾。旱莲甘寒，汁黑。"意思是之所以取名二至丸，是因为冬至日采集女贞子加工研末，与夏至日采集的旱莲草汁混合后做为丸。久服可以滋补肝肾，使花白头发变黑。现代药理学研究显示，其能够从降低血液黏度，改善、保护、兴奋免疫器官组织，对大脑进行有明显保护，提高机体抗氧化的能力，减少自由基对细胞膜的损伤，维持细胞膜的稳定性等方面延缓衰老，并能延缓皮肤组织衰老。

养生食疗方：二至丸

属于中成药，选老字号药厂生产的，久服剂量不宜多，正常剂量一半即可，用温开水送服。有痰等水液代谢不良或水肿的痰湿体质或体寒（阳虚体质）者，不适合服用。

过敏体质

过敏体质是指由于皮肤、呼吸道、消化道等屏障被破坏，异物入侵人体导致免疫系统异常的亚健康状态。

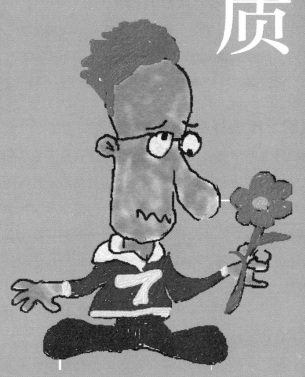

天然屏障的保护

想要理解过敏体质的形成，应先来了解一下人体的天然屏障。我们的皮肤、眼、鼻及口腔黏膜、消化道、呼吸道等表面有一层天然屏障，即便粘染异物也会自我清理，严格将异物阻挡在外。天然屏障一旦被破坏，致敏原就会进入人体引发免疫级联反应，攻击致敏原，导致过敏症状。天然屏障就像国家的边境有国防军队来保卫一样，一旦外来敌人通过防线入侵境内，人体的免疫系统同军队一样，需要找出潜伏的敌人，并消灭它。如果敌人伪装成老百姓，或不断有新的敌人通过防线入境，士兵们就会处于高警戒状态，有时还会误查合法居民，使其正常生活受到影响。当致敏原的部分和正常身体结构有几分类似时，即使过敏原已经清除，多余的抗体或免疫复合物等还会攻击自身器官，形成自身免疫性疾病。

1. 我们一共有几个天然屏障？

皮肤屏障、眼睑屏障、呼吸道屏障、消化道屏障、阴道屏障、血脑屏障、胎盘屏障、血睾屏障、肾小球滤过膜屏障、血眼屏障等。前5个屏障是生活中接触到的，也最容易受到破坏，保护这5个屏障是本节讨论的重点。

2. 皮肤屏障怎样提供保护作用？

皮肤分为外角质层、内角质层、脂质双分子层、颗粒细胞层、有棘层、基底层。稳固的表皮结构即使在摩擦挤压等情况下也可阻挡皮肤表面的正常菌群（如葡萄球菌、类白喉棒状杆菌、绿脓杆菌、丙酸杆菌等）、灰尘或螨虫等外界的异物。表皮之外还有一层具有保湿、滋润、抗菌作用的皮脂膜，它是由从皮脂腺里分泌的皮脂、角质细胞产生的脂质及从汗腺里分泌出来的汗，相互乳化形成的。皮脂膜pH值在4.5~6.5，呈弱酸性状态，其中有滋润作用的成分叫做天然滋润因子，存在于角质层内，包括氨基酸、乳酸盐、尿素及其他未知的物质。如果皮脂腺产生过少，或使用碱性洗液过多，则皮脂腺功能下降，会导致皮肤干燥、感染、表皮损伤。表皮中的角质层是重要的屏障，损伤角质层，皮肤屏障功能大大减弱，表皮表面的细菌、灰尘或螨虫进入人体，产生免疫反应，最终引起过敏。

3. 眼睑屏障怎样提供保护作用？

眼睑以及球结膜、睑结膜将细菌等微生物及其他异物阻挡在外，泪液也起到了润滑和清洁的作用，泪液成分除了水外，还有蛋白质、盐类、抗体、生长因子和酶等。

4. 呼吸道屏障怎样提供保护作用？

呼吸道屏障分成三道防线。

鼻涕、鼻黏膜、鼻毛构成第一道防线，鼻涕具有吸附、滋润的作用，其主要成分有水分、矿物质、少量糖、脂肪、溶菌酶、蛋白质、少量脱落的黏膜细胞、吸附的灰尘和空气中的化学物质等。鼻涕可以吸附异物并干燥形成鼻屎。正常情况下，鼻黏膜上粘有很多微生物，特别是诱发普通感冒的鼻病毒。在体温较低时，鼻病毒繁殖力增强，而此时低温环境导致免疫力下降，鼻病毒易侵入人体引发感冒。鼻黏膜的屏障作用在体温37℃时最好。鼻毛可以阻挡灰尘、细菌、冷空气，必要时引发喷嚏，排出异物、保护鼻黏膜和嗅神经。因此不要拔出鼻毛，以免暴露脆弱的鼻黏膜。

呼吸道屏障的第二道防线是咽喉和气管。咽喉、气管壁分泌的黏液，二者形成的黏液屏障能粘住灰尘；管壁内表面有纤毛，摆动将黏液推向喉的方向，通过咳痰将黏附的异物排出体外。

呼吸道屏障的第三道防线是肺泡巨噬细胞。血液中巨噬细胞游走入肺泡腔内，称肺泡巨噬细胞。肺泡巨噬细胞有吞噬、免疫和分泌作用，具有重要的防御功能。当第一、第二道防线被突破后，无法清除的尘粒、细菌等异物进入肺泡和肺间质，多被巨噬细胞吞噬清除，因此细胞质内常见尘粒、次级溶酶体及吞噬体等。但是与第一、第二道防线相比，肺泡巨噬细胞的吞噬能力远远不及前两道防线有力。

5. 消化道屏障怎样提供保护作用？

消化道屏障由表层的黏液屏障和深层的黏膜屏障构成。其中黏液屏障由消化液、酸碱环境和消化酶构成。胃肠道每天约产生8200毫升的消化液，其中大部分是水。胃液的pH值是1~3，十二指肠液的pH值约是6，小肠液的pH值是7~8。在适宜的温度下，胃的偏酸环境有助于杀死细菌等微生物，适合胃蛋白酶保持活性，促进食物的快速消化，从而防止食物摩擦黏膜。胃的黏液屏障最上面黏液层为胃酸层，pH值为1.5~2，下面黏液层为碳酸根层，由深至浅pH值逐渐接近7，下面是紧密的胃表层上皮细胞。十二指肠和小肠的pH环境有利于其中胰淀粉酶、胰蛋白酶、胰糜蛋白酶、胆盐、胰脂肪酶等的反应，也间接起到保护黏膜的作用。小肠肠壁黏液下面是带有绒毛的柱状上皮细胞，细胞间通过紧密连接紧贴在一起。小肠绒毛至回肠减少，到了大肠表面就不再有绒毛了。这些表皮细胞和紧密连接构成了黏膜屏障。如果黏液层变薄，内容物变稀，黏膜层紧密连接被破坏，表皮细胞间隙过大，或者表皮细胞萎缩变形等都是消化道屏障被破坏的表现，大量未经消化完全的食物变为异物进入血中，作为致敏原，诱发一系列过敏反应。

6. 阴道屏障怎样提供保护作用？

阴道内有多种细菌存在，其中优势菌为乳酸杆菌。乳酸杆菌黏附在阴道黏膜上皮细胞上，可产生pH值在3.8~4.5的酸性生存环境，对大肠杆菌、金黄色葡萄球菌、白色念珠菌、霉菌等有拮抗作用，是女性的天然屏障。如果乳酸杆菌减少，阴道酸碱性改变，阴道屏障就会被破坏，易形成念珠菌阴道炎、霉菌性阴道炎、细菌性阴道炎或滴虫性阴道炎等。选用外阴洗护用品时，要选pH值小于4.5的，有助于内生菌群的稳定。

7. 血脑屏障怎样提供保护作用？

血脑屏障主要由紧密的上皮细胞构成，下面由基底膜、星状细胞、小胶质细胞构成。紧密的毛细血管上皮与其他部位毛细血管相比，孔又少又小。基底膜连续不断地包裹着血管内皮细胞，而星状胶质细胞形成终足膜包围85%的血管。血脑屏障选择性控制血浆中各种溶质通过，严格控制进入大脑的物质，亲水性、大分子的药物本身难以透过，而一些亲脂性、分子量适宜的药物虽能透过血脑屏障，但被转运出来后脑内浓度很低，作用时间也很短。血脑屏障使大脑得到很好的保护，不会轻易地被毒物伤害。

8. 胎盘屏障怎样提供保护作用？

胎盘屏障是胎盘绒毛组织与子宫血窦间的屏障，可以吸收母血中的氧和营养成分，排泄代谢产物。其中小分子依靠扩散与渗透，大分子如蛋白质、抗体、激素等则依靠主动转运和吞饮转运通过。正常妊娠期间，母血与子血互不干扰，同时又能选择性地进行物质交换。母体服用某些药物，药物可以通过胎盘屏障，所以孕妇须谨慎用药。

9. 血睾屏障怎样提供保护作用？

血睾屏障是睾丸组织与流经睾丸的血液之间的防护层，防止血液中的毒性成分伤害精子，同时防止精子与免疫系统接触，产生抗精子抗体。

10. 肾小球滤过膜屏障怎样提供保护作用？

肾小球滤过膜由肾小球毛细血管内皮细胞、基底膜和上皮细胞构成，正常情况下具有选择通透性，小分子尿素、水、离子等可以通过，而蛋白质分子和细胞则不能通过。肾小球滤过膜可以防止血浆中蛋白质和血细胞流失，还可将代谢产物排出体外。

11. 血眼屏障怎样提供保护作用？

血眼屏障是指循环血液与眼球内组织液之间的屏障。包括血房水屏障、血视网膜屏障等，脂溶性或小分子药物比水溶性大分子药物更容易通过血眼屏障，以防止药物或毒性成分伤害眼睛。

为什么会变成过敏体质

过敏体质的本质可以理解为人体各种天然屏障受到破坏而失去对人体的保护作用，导致正常菌群、花粉、螨虫、灰尘、某些蛋白质、未消化完全的食物、某些有毒成分等透过屏障进入血液，诱发血液中的免疫成分异常活跃引起的亚健康状态。以下是过敏体质产生的原因。

> ·吸烟
>
> ·空气污染
>
> ·食物
>
> ·放射线污染
>
> ·婴儿过早添加辅食
>
> ·维生素使用剂量过大
>
> ·抗生素使用过量
>
> ·压力过大
>
> ·咖啡饮用过多和饮酒

1. 吸烟会诱发过敏吗？

吸烟损伤的是呼吸道屏障，从鼻开始的3道防线都会渐渐破坏。吸烟可以诱发表现为嗜酸粒细胞增高的肺炎、呼吸道的结构重建、鼻息肉等。怀孕女性吸烟，胎儿在出生后、特别在1岁之内容易出现喘息或过敏性哮喘。儿童过早地暴露在二手烟环境，会增加过敏风险。

2. 空气污染会诱发过敏吗？

和吸烟一样，空气污染损伤的是呼吸道屏障。空气污染可能来自汽车尾气、化学品、室内装修的甲醛、尘螨、灰尘颗粒、动物皮屑等。空气污染可以损伤儿童肺功能，诱发过敏性哮喘。

3. 食物会诱发过敏吗？

食物过敏主要与蛋白质有关，侵害部位主要为消化道屏障，有时侵害呼吸系统。一项针对中国儿童食物过敏的研究表明，儿童对鸡蛋清和牛奶蛋白质过敏的阳性率很高，为50%~75%；花生和大豆的蛋白质过敏相对较少，为5%~11%；对小麦中的面筋过敏相对少一些。饲养鸡和牛，通常用化学或转基因饲料和激素催熟催奶，也可能是过敏阳性率高的原因。而鱼肉蛋白质过敏阳性率则处于稳定低值，为不到5%。另外一项研究表明，淡水鱼较容易引起过敏性哮喘。植物类食物的农药残留物、催熟化学品等污染，也可能是诱发食物过敏的原因。果蔬的杀虫剂残留也是诱发过敏的原因。杀虫剂用量比较高的蔬菜、水果包括苹果、桃、柿子椒、梨、芹菜、土豆、樱桃、覆盆子、葡萄、菠菜、油桃、草莓等。低杀虫剂用量的蔬菜水果有芦笋、猕猴桃、牛油果、芒果、香蕉、洋葱、西蓝花、木瓜、花菜、菠萝、甜玉米、甜豌豆等。

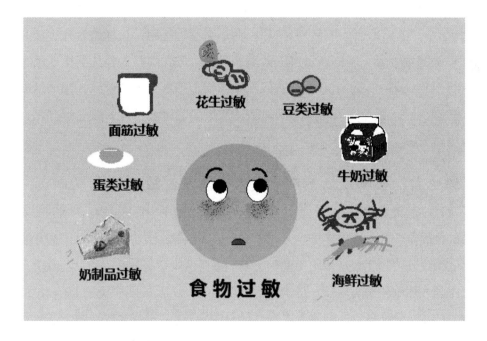

4. 放射线污染会诱发过敏吗?

放射线损伤的部位是皮肤屏障。生活中放射线主要来自于电脑、手机等。医疗中有些情况下需要用放射线治疗。皮肤在射线下会发生炎症、过敏而致皮肤中辅助性T细胞数量减少。长期工作在放射线科室的医生，免疫系统受放射线影响会发生白细胞下降、免疫功能异常。因此，为保证放射线科医生的健康，国家卫生部规定每年除其他休假外，放射线科医生还享受2~4周保健休假。对于因为疾病原因需要做放射线检查的病人，应尽量减少照射次数、避免频繁地拍摄X射线片、CT断层扫描、磁共振成像（MRI）等。

5. 宝宝过早添加辅食会诱发过敏吗?

在母亲不是过敏体质的情况下，母乳喂养可以预防婴儿过敏性疾病。婴儿肠道不成熟，肠黏膜很稚嫩，消化道屏障尚不完善，肠道菌群还未稳定平衡。过早添加异体蛋白质很容易诱发过敏。纯母乳喂养可通过促进双歧杆菌、乳酸杆菌等肠道益生菌的生长，母乳中的特异性抗体可诱导肠黏膜耐受，稳固消化道屏障防止过敏。有研究表明，纯母乳喂养至少3个月，6个月适合添加蛋黄蛋白质，8个月以后适合添加鱼虾，1岁以后适合添加坚果，这样做会减少婴儿过敏性疾病的发生率。当母亲是过敏体质的时候，母乳喂养时婴儿易出现腹泻、吐奶等现象，因为过敏体质母亲的母乳中细胞因子水平出现紊乱，易诱发婴儿胃肠黏膜病变。婴儿应该尽早停服过敏体质母亲的母乳，建议改喝配方奶，则症状自然缓解。

6. 维生素、矿物质摄入剂量过大会诱发过敏吗?

食物中蔬菜水果丰富的时候，饮用含有维生素和矿物质的饮料，同时口服维生素矿物质复合片，易出现维生素、矿物质摄入剂量过大，导致不适。通常欧美进口的维生素矿物质复合片服用说明上的剂量适合体型高大的人种。与欧美人相比，中国人体重和身高偏低，且饮食偏素，如按上述标准服用容易过量。过量的维生素C可以导致恶心、腹泻、胃肠痉挛。B族维生素过量会导致唇舌咽喉及颜面肿、皮肤红疹、呼吸困难等。过多的硒会导致脱发、胃肠不适、疲劳、神经损伤。有研究表明，过量摄入维生素D抑制Th_1细胞、树突细胞发育及Th_2细胞分化，参与维持肠黏膜上皮细胞屏障完整性，其中也提到流行病学调查显示，西方国家的维生素D使用与过敏性疾病发病率同步增加。

7. 抗生素使用过量会诱发过敏吗?

有些人对青霉素过敏，避免用此类抗生素就行了。有些人长期或过量使用抗生素，导致口腔、肠道、皮肤、女性阴道等部位的菌群失调。滥用口服抗生素还会破坏消化道屏障和皮肤屏障，有抗菌作用的洗护产品可能破坏女性阴道屏障，这些也是诱发过敏的原因。

8. 压力太大会诱发过敏吗？

临床上常见的消化道溃疡、肠易激综合征就是消化道屏障被压力激素破坏，同时压力激素减少了消化道的供血，导致消化道黏膜破坏，从而引起食物相关的过敏。澳大利亚悉尼大学医学部的研究人员认为，心理压力通过心脑轴激活肥大细胞，使其脱颗粒，诱发肠道感染和过敏。哈佛大学医学院的研究人员也在研究心理压力引发过敏的机制，他们认为可能是压力以脑神经递质、交感（副交感）神经、下丘脑-垂体-肾上腺轴，甚至基因失调的方式影响神经免疫调节作用。瑞典一项流行病学调查表明，工作压力与男性过敏性哮喘有关。俄亥俄州州立大学医学中心的一项研究表明，压力或焦虑能加重先前诱发皮肤过敏水疱的尺寸。

9. 喝咖啡、饮酒会诱发过敏吗？

肠易激综合征的病人，应尽量减少喝咖啡和饮酒，因为它们可以诱发这种肠道过敏性疾病。短时间内喝过多的咖啡或饮酒可以增加胃肠道血流量，有时会加重溃疡和出血。胃肠道屏障破坏就易引起过敏，可能是对食物过敏，可能是皮肤过敏等。

过敏体质的表现和疾病趋势

过敏体质有什么表现

过敏性体质者会出现打喷嚏、流鼻涕、易发哮喘、流泪、眼痒、鼻痒、皮肤痒、黏膜或皮肤红肿等，舌微红，稍瘦小，舌面还会出现像地图一样的花剥苔。

过敏体质的疾病趋势

过敏体质的症状是可逆的，但若不断累积会将体质这种生理状态质变成病理状态，就会出现过敏性鼻炎、过敏性哮喘、过敏性皮炎、过敏性胃肠炎、多种食物过敏、脑组织破坏、流产、喉头水肿、过敏性休克等。

过敏体质者这样做才养生

皮肤黏膜，芦荟甘油

杨医师对号入座说体质：

小吉的头顶有一块很痒的地方，取皮屑在显微镜下观看，没有找到任何真菌或细菌。因为长期用指甲抓，局部皮肤有些增厚，而且头发也长不出来了。来就诊时，他已使用了一些抗生素、抗真菌的方法，止痒效果不好，因此笔者考虑他是过敏性皮炎。他的皮肤屏障已经破坏，指甲抓时有可能又感染细菌，因此可以使用芦荟甘油稀稀地涂在患处，不可再碰，干了再涂，很快就好了。

芦荟性寒、味苦，外用有杀虫、抗炎和增加免疫力的作用，还能促进伤口愈合；甘油则是保持伤口湿润，人为地建立起甘油屏障，给伤口充分的时间对皮肤屏障进修复。

养生外用方：芦荟甘油

材料及方法：取一段新鲜芦荟，剥皮留透明果肉及汁液，将汁液涂于皮肤过敏瘙痒处，若破损皮肤干燥则用甘油覆盖，稍干再涂，过敏部位应常保湿润。

眼睑结膜，中药熏眼

杨医师对号入座说体质：

刘女士喜欢游泳，游泳后眼睛发红、非常痒。她自用了红霉素眼膏，感觉症状有所减轻。眼科医生检查未发现衣原体等病原微生物，于是用抗过敏的方法治疗。通常感染眼睛的微生物为金黄色葡萄球菌、沙眼衣原体，I型单纯性疱疹病毒等。感染使眼睛屏障破坏，引起过敏。推荐中药熏眼外治，既可以保持湿润修复屏障，又可杀死病原微生物。夏枯草性寒味辛、苦，具有清肝火、散郁结等功效，具有抗I型单纯性疱疹病毒的作用，还能调节免疫功能，适用于过敏。赤芍性凉，味苦，具有清热凉血、祛瘀止痛等功效，抗炎、杀沙眼衣原体，并抑制致敏T淋巴细胞释放淋巴因子。薄荷性凉、味辛，具有疏散风热、清利头目等功效，可以抗金黄色葡菌球菌、止痒，含有挥发油成分，有助于其他两种药物透过结膜起效。

养生外用方：夏芍薄熏眼液

夏枯草10克、赤芍10克、薄荷10克，加适量冷水浸泡10分钟，煎煮10~15分钟，出香气即可放入茶杯中，适当调整眼睛与熏眼液的距离，防止过热烫伤，待熏眼液渐渐冷却时，稍稍移近眼睛。茶杯口与双目大小正对为最好。也可用纸片包裹茶杯周围形成横的"8"字正对双目。熏10~15分钟。每日可熏3次。

口鼻黏膜，适度清洗

杨医师对号入座说体质：

老王喜欢摆弄院子里的花花草草。他患有轻微过敏性鼻炎，表现为打喷嚏、流鼻涕、鼻子痒。他也为这个看了不少医生，吃了不少抗过敏药。后来他发现了一个更为有效的小窍门。每次做完整理花草的活，口鼻中粘了一些花粉、尘土等，他立即用清水清理鼻腔、鼻毛以及鼻黏膜上的异物，再用清水漱口，将口腔内的异物也吐出来。经过一段时间，老王的过敏性鼻炎不治而愈了。

此种方法也可用在花粉多的季节、流感季节，可以防止花粉热和流感病毒的侵入。每日清洗1次即可，多次清水清洗或用碱性的液体清洗会损伤黏液黏膜屏障，应注意的是，反倒是过犹不及。

保护呼吸道，百合知母饮

杨医师对号入座说体质：

小邱有哮喘的毛病，尤其是春天花粉多的时候更严重。百合知母饮能很好地保护呼吸道屏障，是有抗过敏作用的食疗方。

百合性寒，味甘，能滋阴润肺，具有很好的黏膜保护作用，并有助于抑制迟发性过敏反应。而知母性寒，味苦、甘，具有清热泻火、滋阴润燥功效。有研究表明，百合知母饮能显著延长咳嗽、哮喘潜伏期，减少咳嗽次数并具有祛痰作用，此外还可降低肺泡灌洗液中嗜酸性粒细胞计数和白细胞介素-4含量，升高干扰素-γ含量，能有效减少哮喘发作次数，并能控制哮喘症状。

养生食疗方：百合知母饮

材料及做法： 鲜百合20克，掰开（干百合10克）；知母片9克。将百合放入冷水中浸泡一个晚上，去掉上面的白沫后将水倒掉，取矿泉水400毫升2份，分别煮百合、知母，当水剩下一半时，去掉百合知母残渣，两种药汁混合后再小火煮一下浓缩5~10分钟，分成2次温饮。

修复胃黏膜，石斛玉竹茶

杨医师对号入座说体质：

　　小张喜欢喝酒，他酒量很大，患有胃溃疡，时常出现胃痛，最近又患上了荨麻疹，皮肤出现块状的红肿、瘙痒，但很快会消失，同时另外一块皮肤开始又肿又痒。他又是跑消化科门诊，又是跑皮肤科门诊，开了一大堆药，还是没有彻底治好。

　　笔者认为，饮酒使小王的消化道屏障被破坏了，未消化的食物由溃疡处的血管进入血液，被免疫系统当作异物攻击，导致他皮肤过敏。要解决小王的问题，少饮酒是必须条件，治疗上需要修复胃黏膜。石斛玉竹茶是很好的选择。石斛性微寒，味甘，能养胃生津、滋阴除热，还能促进胃液胃酸分泌，修复黏液屏障。成都中医药大学的一项研究表明：石斛对乙醇性胃黏膜损伤具有保护作用。玉竹性平，味甘，具有滋阴润肺、生津养胃的功效，且能增强腹腔巨噬细胞的吞噬功能，将血液中的异物清除，减少过敏原，从而减少皮肤过敏。

养生食疗方：石斛玉竹茶

材料及做法：鲜石斛15克，玉竹饮片15克。将两药放入容器中，用冷水浸泡10~30分钟，倒掉水，再加入400毫升矿泉水，小火煎煮30分钟，放温频频饮用。

保护阴道黏膜，推荐香茅芦荟

杨医师对号入座说体质：

　　小楚起初是阴道痒、分泌物浓稠，买过很多洗护产品但效果不好，后来就发展成了过敏性阴道炎。而且她对精液也过敏，这让她不知所措。

　　笔者认为，她在开始时只是一般的霉菌等微生物感染，后来的洗护用品使用不当，碱性洗护液破坏了阴道菌群的酸性环境，导致阴道屏障破坏，因此进入屏障内部的细菌、真菌以及精液都成了免疫系统攻击的目标。香茅芦荟汁可帮助修复屏障。香茅，性温味辛，具有疏风解表、祛瘀通络、消肿止痛的功效，可抑制白色念珠菌、酵母菌等。而芦荟有抑菌抗炎、促进创面愈合的作用。香茅芦荟汁是两步使用，先使用香茅汁冲洗，再用新鲜芦荟汁洗后滋润。

养生外用方：香茅芦荟汁洗护两步曲

材料及做法：香茅5克，新鲜最好，干燥饮片也可以。香茅洗净，100毫升水煮5~10分钟或沸水冲泡，放温后去掉香茅，用香茅汁洗涤会阴及阴道口，如有冲洗瓶，将温香茅汁灌入冲洗瓶，以适当力度冲洗阴道。冲洗完毕后，将事先准备好的鲜芦荟汁滴入阴道口滋润，停留片刻，再进行其他日常活动。

过敏体质，日常调理很重要

除了屏障保护以外，对于过敏体质的人，还应注意以上诱发过敏的原因。过敏反应可能是全身性的，过敏来自于消化道，但也可能引起哮喘或皮肤过敏。花粉多的季节，要保持口鼻清洁。减少吸烟，保持室内空气的清洁。食物的选择上，最好选择有机食物，少吃转基因或加工食品以及农药杀虫剂较多的果蔬，少吃酸性食物，减少服用抗生素的频率和剂量。

母亲不是过敏体质的，婴儿应尽量用母乳喂养，6个月后再逐步添加辅食。

另外，应减少辐射源，如减少电脑前、电视前的辐射时间，少用手机多用座机，限制放射线照射的次数。还应适当减轻心理压力。每日少饮或不饮用咖啡。少饮酒。

part

10

痰湿体质

痰湿体质是指人体脏腑能失调，引起的气血津液失调，水湿停聚、聚湿成痰而成痰湿内蕴的亚健康状态。

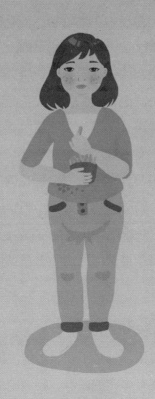

代谢障碍和液体垃圾

说到痰湿，中医认为它是人体内的液体垃圾，和下面两个脏器有关。"肺为贮痰之器"，肺只是存放痰湿的脏器。"脾为生痰之源"表明消化系统是痰湿生成的主要场所，这些痰湿不仅仅是吐出来的痰，而是广义上囤积在体内的液态垃圾，以及过剩的营养。要理解痰湿体质，先要了解消化系统的生理知识，以及痰饮（即痰湿）种类的背景知识。

1. 人体消化一顿饭需要几个小时？

暂时排除消化道功能的强弱这个个体因素，根据饮食结构的不同，以糖为主的大米、面粉、杂粮、水果、蔬菜等为主的一餐，消化时间大概是1个小时，这些食物的主要成分是糖。糖的消化从口腔咀嚼开始，由唾液淀粉酶和胰淀粉酶参与，消化糖比较容易。因此素食很容易消化，即使吃到撑，不久后即可排空，很快会使人感到胃肠通畅。

对于牛奶、肉类等以蛋白质为主的饮食，消化时间是2~3个小时，消化起来需要胃蛋白酶、胰蛋白酶以及胃酸和小肠水解酶的参与。通常在胃中无法完全消化的蛋白质，到小肠继续消化即可全部解决，但是在大量蛋白质饮食或蛋白酶效率不高时，部分蛋白质进入大肠，被大肠菌群吞噬，产生大量气体，含氮的气体入血不利于人体健康。难于消化的蛋白质及其代谢产物的堆积，即可归到中医所讲的痰湿范畴。

对于以奶酪、肥肉等脂肪为主的一餐，消化时间是5~6个小时，由胰脂肪酶、胆盐等参与脂肪分解。脂肪消化主要在小肠中进行。如果两餐间隔时间少于6小时，并且都是以脂肪为主的食物，胃肠道来不及清空，食物残渣就会在消化道内堆积，影响健康。这些难于消化的脂肪及其代谢产物堆积在体内，也成为中医所讲的痰湿的一部分。

2. 洗肠是正确的养生秘诀吗？

洗肠通常洗大肠，而胃和小肠是不要也不能洗的。大肠一般是吸取水分、形成粪便的场所。大肠中还有丰富的菌群，肠道菌群属共生类型，主要是厌氧菌，如双歧杆菌、尤杆菌、消化球菌等，数量稳定，具有合成维生素、蛋白质、生物拮抗等生理作用，起到保持宿主健康的作用，还有很少的致病菌，因为数量少不会使人生病。

排净肠内容物的过程被称为洗肠。很多人认为大肠是毒素产生的主要场所，因此需要经常洗肠才能保持健康。但是，洗肠太频会破坏大肠菌群，导致肠道内菌群失调，为感染性疾病创造条件。由于肠道各菌群间互相制约、互相依存，在质和量上形成一种生态平衡，一旦平衡打破，很难自我恢复。

洗肠是在诊断有肠道症状的时候需要做的，单纯为了追求排毒随意做洗肠，不是明智的选择。

3. 为什么胃肠不适时睡不着觉？

"胃不和则卧不安"首见于《黄帝内经·素问》。清代程国彭认为"胃不和"是说胃中有积滞不得卧而少寐。他在《医学心悟》中说："有胃不和者，胃中胀闷疼痛，此食积也，保和丸主之。"现代医学认为肠道是人体的第二大脑，因为它们享有共同的递质5-羟色胺（5-HT），大约5%在松果体和下丘脑，可能参与痛觉、睡眠和体温等生理功能的调节，大约95%在胃肠道。在中枢系统的5-羟色胺是一种抑制性神经递质；在外周组织，5-羟色胺是一种强血管收缩剂和平滑肌收缩刺激剂。如果大脑中5-羟色胺含量低、肠道中5-羟色胺含量高，则会出现肠道胀满不适、睡不着觉的情况。食积是食物难于消化的部分囤积体内引起的不适，经常食积会危害健康。食积也可归为中医所说的痰湿。

4. 身体的哪些异常提示体内痰湿或痰饮严重？

张仲景在《金匮要略》中记载了广义痰饮的四大类型："问曰：夫饮有四，何谓也？师曰：有痰饮，有悬饮，有溢饮，有支饮。问曰：四饮何以为异？师曰：其人素盛今瘦，水走肠间，沥沥有声，谓之痰饮；饮后水流在胁下，咳唾引痛，谓之悬饮；饮水流行，归于四肢，当汗出而不汗出，身体疼痛重，谓之溢饮；咳逆倚息，短气不得卧，其形如肿，谓之支饮。"消化道黏液、呼吸道分泌的润滑清洁液、心包膜中的润滑液、脏壁两层肺膜润滑液，由于慢性炎症或某种感染慢性刺激分泌过多，形成痰饮。在消化道中堆积的黏液形成狭义的痰饮，出现肠鸣、营养吸收减少而消瘦等表现。在呼吸道中的润滑清洁液形成支饮，出现咳嗽、呼吸不畅、晚上睡觉不能平卧、面目水肿。脏壁两层肺膜润滑液形成悬饮，咳嗽时两胁牵拉疼痛。有些人胳膊和小腿有些皮下水肿形成溢饮，出现汗出不畅、身体疼痛而且笨重。此外，血脂高属于血中的痰湿堆积，如果夹杂凝血，就是痰瘀互结，最易堆积在心脏和肝脏中。

为什么会变成痰湿体质

痰湿体质的本质是人体分解代谢缓慢，营养合成多、分解少，以及液态垃圾在体内的堆积。慢性刺激后，体内消化道、呼吸道黏液分泌过多，心包膜、胸膜间润滑液增多，还有血糖、血脂、血尿酸等堆积，皮下脂肪过厚，内分泌腺释放激素障碍出现的囊性结构等。痰湿体质者常有白色黏腻苔、胖大舌、脉滑、痰多等表现。以下是痰湿体质产生的原因。

> · 高能量饮食易诱生痰湿
> · 思考过多抑制消化
> · 慢性刺激困扰健康

1. 生活富裕的标准是高能量饮食吗？

现在人们生活普遍富裕了，有些爱吃肉的人一日三餐不离肉。以这种高能量饮食为主，心脏病和癌症发病率会升高。美国康奈尔大学在一项横跨中国-牛津-康奈尔的营养学研究中指出，高比例的素食（80%或更多）对健康十分有益，而过多食用肉类或奶制品，会增加癌症发生的概率。高能量饮食是指含有大量蛋白质和脂肪的食物是指炸烤类食物，如烤牛排、汉堡、炸薯条、红烧肉、炸肉段、梅菜扣肉、东坡肘子、烤羊肉、牛肉等，还包括蛋糕、巧克力、奶酪、冰激凌、牛奶等。时常吃这样的饮食，过多的能量以肠壁和腹部以脂肪的形式储存起来，这些痰湿是万病之源。民间有"肉生痰"的说法。《素问·生气通天论》中有"高梁之变，足生大丁"的说法，意思是吃饮食厚味，（痰湿凝聚）能够在局部生威胁生命的疔疮。蛋白和脂肪类饮食比例最好控制在20%以下，否则肥胖、高血脂、高血压、心脏病都会找上门来。

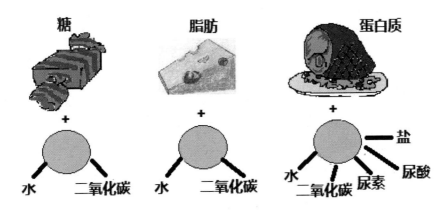

2. 脑力劳动者容易有痰湿吗？

长期脑力劳动的人易出现脾虚，即消化道功能薄弱，这也是痰湿产生的重要原因。用脑的人，想得太多，大脑耗氧量过大，掠夺了肠道的供血，因此会出现胃口不好、吃得少，并且消化吸收代谢减缓的表现。思考过多，使我们的第二大脑——消化系统正常活动减弱，进而难于消化吸收食物。痰湿常发生在从事脑力劳动的人身上，如学生、电脑工程师、研究者、政治家、律师、会计等。痰湿重的脑力劳动者易发生中医所说的谷食不消，水饮内停。这类人常会出现胃口差、饮食少、胃肠不适、排便稀、疲劳、消瘦、有齿痕舌或舌苔白腻的表现。

3. 外湿和内湿都能引发痰湿体质，你知道吗？

引发痰湿体质的湿有内湿和外湿的区别。外湿指空气潮湿、环境潮湿，如淋雨、居处潮湿等，外在湿气会侵犯人体而致病；内湿是指消化系统功能失宜，对水在体内的转运输布失控，以致津液停聚，或因饮食水分过多，或因饮酒、过食乳酪、喝生冷饮料，而使体内津液停聚而形成内湿。

对于已经是痰湿体质的人来说，应该注意躲避外在的湿邪，如不宜居住在潮湿的环境里，在阴雨季节，更要注意调理。内在来说，要注意调理脾胃功能，避免湿邪积聚，使痰湿症状加重。

痰湿体质的表现和疾病趋势

痰湿体质有什么表现

痰湿体质者会出现多个以下症状：喉中痰鸣、胸闷痰多、腹部肥胖、胃肠胀满、排便黏腻较稀、身体沉重、头重、四肢微肿、慢性炎症、多眠仍困、疲乏懒惰，伴舌淡且胖大，苔白腻，脉滑等。

痰湿体质的疾病趋势

痰湿体质的症状是可逆的，但若不断累积会将体质这种生理状态质变成病理状态，容易患高脂血症、高血压、心脏病、高血糖、胰岛素抵抗、糖尿病、肥胖症、痛风、脂肪肝、多囊卵巢综合征、不孕症、心包炎、慢性肺炎、慢性胃炎、慢性肠炎、失眠、眩晕等疾病。

痰湿体质者这样吃才养生

高能量饮食，山楂绿茶降脂

杨医师对号入座说体质：

老张是个爱吃肉的人，饮食顿顿不离肉，越肥的肉越爱吃，炸肉、烤肉是最爱。对他来说，有酒有肉才算正餐。他大腹翩翩、身体偏胖，血脂一直都高。他最近认识一个朋友，饮食习惯和他差不多，但是是身体匀称，血脂也正常。老张很好奇，觉得能喝酒吃肉且血脂正常一定有秘诀。这位朋友的秘诀是，适当减少酒肉比例是必要的，另外还要靠山楂龙井茶。

控制血脂的西药毒性很大，山楂茶是很好的降脂选择。山楂味酸甘、性微温，归脾、胃、肝经，山楂有消食化积、健脾开胃、行气散瘀的作用。现代药理研究认为，山楂可降低血清中总胆固醇和低密度脂蛋白的量，减轻肝脂肪变性的程度。绿茶味甘、苦，性凉，有清利头目、除烦解渴、化痰消食、利尿解毒等功效。现代药理学研究表明，绿茶能抑制肠管组织对胆固醇的吸收，抑制体内胆固醇的合成，降低脂蛋白脂肪酶的活性，促进肾上腺素诱导的脂解酶活性等。

养生食疗方：山楂龙井茶

材料及做法： 山楂12克，龙井茶叶5克，矿泉水1升，蜂蜜少量。将山楂放在矿泉水中，大火煮沸后转小火煮半小时，用热山楂汁冲泡龙井茶，喜欢有甜味的可加适量蜂蜜。

脑力耗氧，陈皮化痰

杨医师对号入座说体质：

小闲从事编辑工作，每天要对着电脑校稿，前段时间有几个紧急任务，他的工作量很大，在压力下用脑多，胃口不好，不想吃饭，又不能不吃，但稍吃一点就胃胀，赶任务也挤掉了他的锻炼时间。因为用脑多，血氧都给了大脑，肠道得不到足够的供给，食物消化不好，供血不足的肠道不能分泌足够的消化液和消化酶，因此吃任何东西对消化道都是负担，消化不掉的食物和水就变成了痰湿。笔者推荐他喝陈皮茶。

陈皮味苦、辛，性温，具有理气健脾、燥湿化痰功效。药理学认为陈皮可以松弛平滑肌，保护损伤的胃黏膜，改善小肠的消化功能。

养生食疗方：陈皮茶

材料及做法： 洗净的陈皮5克，切成丝。将陈皮放入茶壶内。然后倒入煮开的矿泉水，加盖闷10分钟。待陈皮茶稍凉后加入适量枣花蜂蜜调匀即可饮用。

水饮停肺，桔梗杏仁

杨医师对号入座说体质：

小丁喜欢运动，他经常在大量运动后出很多的汗，特别渴时就将一大杯冰水一饮而尽。这样做几次后，他有点咳嗽，有时还伴有喘息，去找医生检查，医生开了一点抗过敏的药就让他回家了。

《难经》中说"形寒饮冷则伤肺"。人在运动后，肺组织因热扩张，快速喝下冰凉的饮料，突然降低了胸腔的温度，肺中的水湿无法外散，聚积而成痰饮，影响呼吸。笔者给他推荐桔梗杏仁茶，所用的桔梗性平，味苦、辛，归肺经，功效为宣肺、利咽、祛痰、排脓。药理学研究认为桔梗引起呼吸道黏膜分泌亢进，使痰液稀释，易于排出。本茶还选用了苦杏仁，即北杏，其味苦，性微温，有小毒，不宜大剂量或长期服用，具有止咳平喘、润肠通便的功效。口服少量杏仁，逐渐产生微量的氢氰酸，并不会引起中毒，而呈镇静呼吸中枢的作用，可使呼吸运动趋于安静，从而发挥镇咳平喘作用，还能促进肺泡表面活性物质的合成。

养生食疗方：桔梗杏仁茶

材料及做法： 洗净的桔梗10克、杏仁7克，用300毫升矿泉水煮开冲泡后饮用，可反复冲饮至味淡。

水饮停脾，茯苓山药

杨医师对号入座说体质：

　　小岑是位南方姑娘，家乡的天气闷热潮湿，她读书时很用功，上班后工作很卖力，但她饮食不规律，有时不按时吃饭。她身体略消瘦，大便常如稀糊，痰多易疲劳，肠鸣。

　　中医认为，脾喜燥恶湿，潮湿的天气使小岑脾气受伤，工作辛苦也是伤脾的因素。脾虚痰饮停聚，正如《难经》中说的"饮食劳倦则伤脾"。笔者根据小岑的情况，认为她应该着重健脾、利水、化痰，给她推荐了茯苓山药茶。本茶方中，茯苓性平，味甘、淡，具有利水渗湿、健脾、安神的功效。茯苓对肠道肌肉有直接松弛作用，能增强胃黏膜屏障作用，降低胃液分泌及游离酸含量，保钾利尿促进水液代谢。山药性平，味甘，具有益气养阴、补脾肺肾的功效。山药还能刺激小肠运动，促进肠道内容物排空。

养生食疗方：茯苓山药粥

材料及做法： 山药50克，茯苓15克，粳米100克，冰糖适量。前两种药分别焙干，共研成细末，煎煮半小时。粳米淘净，加矿泉水1升，大火烧沸后，转用小火慢熬至粥将成时，加入药汁和冰糖，熬至冰糖溶化，调匀即成。

水饮停胸，葶苈大枣

杨医师对号入座说体质：

　　小涛游泳着凉了，有点咳嗽，而且每当咳嗽时，两边肋骨有牵拉痛，未发现感染，也无发热，检查结果提示轻微的胸膜积液。由于积液量不多，可以自己吸收掉，所以医生给开了口服激素，并推荐用葶苈大枣茶进行辅助治疗。

　　此方中，葶苈子味辛、苦，性寒，具有泻肺平喘、利水消肿的功效。大枣性温，味甘，具有益气补血、健脾和胃、祛风的功效。饮用葶苈大枣茶，能利水消肿、排出积液，同时大枣能补充维生素和矿物质，有助于防止离子紊乱。此方借鉴了张仲景《金匮要略》中的葶苈大枣泻肺汤，将该方加减用于心包积液的治疗也有报道。

葶苈大枣茶与原方相比用药量减少，用于保健食疗时相对温和安全，建议在中医师指导下服用。

养生食疗方：葶苈大枣茶

材料及做法： 葶苈子5克，大枣3枚。将葶苈子和大枣洗净，放入矿泉水1升，煎煮30~40分钟。用葶苈子、大枣的煎煮液300毫升冲泡花茶后饮用，也可直接温凉饮用。

水停皮下，桑白姜皮

杨医师对号入座说体质：

王太太的脚最近总是有点轻微水肿，走路时腿脚感觉沉重，走路走久了会感到鞋有点儿挤。医生怀疑她右心功能不好，但心电图检查未发现问题。尿检结果正常，排除了肾脏病变。

轻微的皮下水肿，在皮属肺，在肉属脾，应该泻肺、健脾、利水，推荐桑白姜皮茶。桑白皮性寒、味甘，具有泻肺平喘、利尿消肿等功效。生姜皮性微温、味辛，能解肌发表。两者协同疏解在皮下的水饮。

养生食疗方：桑白姜皮茶

材料及做法： 桑白皮3克，生姜皮3克。将两者洗净，放入矿泉水1升，煎煮15~20分钟，放温凉饮用。

痰湿体质，日常调理很重要

自己做菜，不放味精

人体下丘脑的外侧区与饥饿感有关，刺激它可使食欲变好、胃口变大；而下丘脑腹内核的兴奋则引起拒食。做菜放味精让人感觉不到饱，因此可增加饭量。吃进去的食物过多，体内的消化酶不足，无法消化过多的食物，多余的食物形成食积和痰湿，影响健康。所以，少去外面吃，多在家做些少味精、少调料的菜品对改善痰湿有益处。

坚持锻炼，控制体重

痰湿体质的本质是代谢问题，吃进人体的食物多，只有将过剩的能量消耗掉才能达到代谢平衡。因此痰湿体质者需要增加锻炼，促进分解代谢，来减少体内的痰湿堆积。另外，胃内食物多而消化酶相对少，脾气相对虚弱，脾气虚常导致痰湿滋生。运动四肢有助于脾的运化，更好地完成消化任务。因此，坚持锻炼，控制体重，可以帮助缓解痰湿。

天然药茶，促进分解

在自身运动不足，或无法完成运动的情况下，可以借助天然药茶的帮助。选择具有促进食物消化、水液代谢等功能的药茶，也就是中医所说的健脾利水、消食化痰等。

脑力工作，间休片刻

从事脑力劳动的人，连续不停的用脑会导致肠道持续供血不足。其实在连续用脑的时候，工作、学习效率会逐渐降低。即使那些经过注意力训练的人，也只能坚持45分钟，最长不超过2个小时。用脑期间需要变换使用不同脑功能区才能提高效率。如果脑力活动1~2小时后适当加入体力活动，不但可以维持较高的工作、学习效率，还可以保持肠道健康，预防体内痰湿的滋生和堆积。

湿热体质

湿热体质是指外来水湿侵入人体或脾脏不能正常运化而导致湿热聚积的亚健康状态。

炎症作怪

中医描述湿热，认为湿性黏滞，易阻碍气机，易堵塞局部，且湿性重浊，有臭秽味道；而"气有余便是火"仿佛在讲述细胞因子在致炎物质刺激下异常增多为"火"，而"热为火之渐"，即"热"加速血流，其程度比"火"轻。湿热的描述与急性炎症很像，类似外源性或内源性炎症引起的红肿热痛。要理解湿热体质，先要知道外源性及内源性炎症，以及致炎物质等小知识。

1. 外源性炎症是从哪里来？

外源性炎症源于皮肤或黏膜接触到的致炎物质。口腔、鼻腔、咽喉、皮肤、肛门、泌尿生殖器开口都是人体与外源致炎物质接触的地方。

2. 外源性致炎物质有哪几类？

食物：一为高热量刺激性的食物，能够引起食管或胃血管扩张，局部热刺激能产生炎症的红肿热痛；二为不洁的食物，携带细菌、病毒、真菌等致炎物，致炎物刺激也会产生炎症。不洁的空气将外源性致炎物质带入鼻腔和口腔，刺激局部产生红肿和分泌物。皮肤通过接触也会黏附致炎物质，比如接触物品上的细菌，或用手去碰的化妆品，有大量的细菌在其中繁殖，涂到脸上引起毛囊感染。个人卫生习惯应注意，比如女性，排便后擦掉残留的粪便，方向应为从前向后，否则粪便中的细菌向生殖口和尿道口移动，易引发泌尿生殖系统感染。

3. 内源性炎症从哪里来？

超重的人脂肪细胞比正常人大，硕大的脂肪细胞就是内源性炎症的来源。炎症状态下瘦素浓度增高，可诱导外周血白细胞介素-6等炎性因子表达，参与炎性反应。脂联素有抗糖尿病、抗动脉粥样硬化和炎症的潜力，它的减少意味着炎症风险的增加。肥大细胞侵入充盈的脂肪细胞，大量释放白介素-6、肿瘤坏死因子等介导炎症的信号。血管紧张素诱导的炎症细胞具有活化和趋化作用，炎症细胞也可激活体液系统以及全身肾素-血管紧张素系统，某些炎症细胞本身也分泌血管紧张素，从而形成血管紧张素与炎症介质的正反馈放大机制，促进炎症持续和加剧。纤溶酶原激活物抑制剂参与炎症反应过程。抵抗素参与血管内皮炎症过程，与神经炎症有关，对糖尿病患者的肾功能及炎症相关。超重的人脂肪细胞释放内源性致炎物质，干扰内分泌，如下表所示。

内源性致炎物质与体重的关系

内源性致炎物质	正常体重	超重
瘦素（Leptin）	低	高
脂联素（Adiponectin）	高	低
肿瘤坏死因子（TNF-α）	低	非常高
白细胞介素6（IL-6）	低	非常高
血管紧张素（Angiotensin）	低	高
纤溶酶原激活物抑制剂（Plasminogen activator inhibitor）	高	更高
抵抗素（Resistin）	低	高

4. 皮肤出油与炎症有什么关系？

皮脂腺可分泌皮脂，经导管进入毛囊，再经毛孔排到皮肤表面。皮脂含有多种脂类，主要成分为甘油三酯、脂肪酸、磷脂、脂化胆固醇等。因为饮食习惯或皮肤干、油性等不同，皮脂可能为饱和脂肪酸，脂肪熔点高，分泌后凝结成颗粒，有时堵塞毛孔；皮脂可能为不饱和脂肪酸，脂肪熔点低，液态油脂使皮肤光亮。灰尘、细菌、螨虫等寄生虫刺激并堵塞毛囊，皮脂对于细菌或寄生虫来说，又是营养丰富的食物来源，便形成了红肿热痛的炎症表现。

为什么会变成湿热体质

湿热体质的本质是有外源性或内源性炎症，是有红肿热痛倾向的亚健康状态。以下是湿热体质产生的原因。

- 爱吃辣
- 高脂饮食
- 不清洁食物
- 饮酒
- 口鼻吸入
- 皮肤接触
- 卫生习惯差
- 超重的人脂肪细胞干扰内分泌

1. 爱吃辣会引起湿热吗?

爱吃麻辣香锅的人，容易患食管炎，这些刺激性强的食物，本身对食管血管有扩张作用，而且有又热又烫的食物穿过食管，黏膜被灼伤，诱发炎症引起肿痛，形成食管湿热，需要清热利湿才能缓解吞咽困难的症状。

吃辣未必不好，比如四川地区的饮食偏辣，是因为四川是盆地，雨水多，冬天特别潮湿，容易患风湿类疾病，环境潮湿无法排汗，体内寒湿难以很快散掉。而辣的食物具有温中散寒的作用，而且有助于排汗，可以通过排汗来驱赶体内的寒气。冬季潮湿的地方，吃辣对健康有利；但干燥地区或干燥季节吃辣过多，则易引发炎症，应少吃或不吃辣。

2. 高脂饮食会引起湿热吗?

奶油蛋糕、羊肉咖喱汤、烤牛排、巧克力、冰激凌、奶酪等都是高脂高能量饮食，为人体带来多余的热量和脂肪。运动量大的时候也许可以代谢平衡，但对于运动量少的人来讲就是灾难了。过剩的高脂饮食会转换为较高的血脂堵塞细小的血管，或黏附在肠壁等部位，妨碍正常功能，或囤积在腹部，干扰内分泌。从中医角度分析，在血管的属于痰瘀互结；在内脏的属于脏腑湿热，通常为肝胆湿热、脾胃湿热或是大肠湿热；在腹壁的属于湿热在经。

3. 不洁食物和水会引起湿热吗？

不洁的食物包括被细菌或病毒污染的食物、被污染的包装食物、隔夜的食物等。

在夏天，细菌更容易繁殖，此时喜欢吃生蔬菜是食物被污染的主要原因，如被大肠杆菌污染的蔬菜做成的沙拉。隔夜的食物即使未动过，也可能沾上空气中的霉菌等，也是污染的来源。吃了一半的食物或喝了一半的水，已经沾上了我们的口水，而口腔内有正常菌群，如细菌、真菌，若到了含有糖分的食物或饮料中，很快就会大量繁殖。甜食或饮品如果在温热环境下放置数小时后吃或喝掉，则大批细菌、真菌就会进入消化道，引起腹痛、腹泻等症状。即使放入冰箱也要小心。所以食物打开后应尽量吃完或喝完，若无法完成，应在吃之前进行分装，以减少污染的可能。由细菌、病毒刺激消化道产生的胃肠湿热，是胃肠道门诊夏季门诊量增加的原因之一，应引起重视。

4. 饮酒会引起湿热吗？

酒中的主要成分乙醇会被消化道直接吸收，在肝脏中进行分解。乙醇分解为乙醛，乙醛具有刺激呕吐中枢和扩张血管的作用，会引起呕吐和脸红。另外，乙醛对许多组织和器官都有毒性，可能造成DNA损伤。为了消除这个危害，专职代谢乙醛的乙醛脱氢酶2（ALDH2）催化而转化为乙酸，乙酸会再次参与到体内的多个代谢途径中去，最终得到CO_2和水，排出体外。乙醇和乙醛有刺激食管和胃、并加快血液循环的作用，酒的度数越高，这种作用越强。一般胃在酒精通过后即可开始进行黏膜自我修复，而食管却没有那么简单，因为它还要再经受呕吐这个过程的伤害。饮酒导致的食管炎、胃炎、肝炎会引起灼热、水肿和疼痛，小便黄，大便黏腻等，相当于中医所说的脾胃湿热或肝胆湿热。

5. 口鼻吸入的微生物会引发湿热吗？

每次看完外感的患者，笔者都要清洗口鼻。因为患者经呼吸排出很多细菌、病毒等，它们会在正常人同患者讲话时，吸进并黏附在口鼻黏膜上，清洗掉就不会引起感染。吸入感染会引起鼻黏膜肿大，咽喉会红肿疼痛，呼吸声重，痰多色黄且黏。黄色黏稠的分泌物具有湿性重浊并易化热的性质。痰随呼吸深入气管和肺，引发气管和肺内的炎症。

6. 皮肤接触不洁物会引起湿热吗？

正常情况下，皮肤上黏附有细菌或寄生虫，但是因为有皮肤屏障保护不会出现问题。但有时细菌、寄生虫会钻进毛囊，或在皮肤屏障被破坏后进入组织和皮下脂肪，使皮肤出现红肿化脓，相当于皮肤湿热。保持皮肤的清洁和皮肤屏障完整可减少感染机会。

7. 不洁生活习惯会引起湿热吗？

尿道口、阴道口、肛门口都是内脏开口于体外的部分，有机会接触外界不洁物，并逆行感染，最终上行感染损伤膀胱、子宫、直肠。大便后擦便由前向后可以防止大便中的大肠杆菌感染尿道。肠道和阴道内有健康菌群和健康的酸碱度，当免疫力正常或黏膜完整的时候，不会影响健康。经常清洗这些部位，勤更换内裤也会减少与致病菌接触的机会。不良的性生活习惯，如多个性伴侣，或在患有生殖器官疾病的情况下仍然进行性生活，或经期性生活等都会增加感染危险，阴道感染会出现阴部红肿、潮湿、瘙痒、分泌物黄稠臊臭等肝经湿热的症状。

湿热体质的表现和疾病趋势

湿热体质有什么表现

湿热体质会出现一个或多个以下症状：喉中黄痰、微咳、呼吸声重，皮肤油脂分泌过旺、痤疮、局部化脓红肿、瘙痒，分泌物发黄或有异臭味，小便黄、大便黏腻不爽，脉滑数、舌红苔黄腻等。

湿热体质的疾病趋势

湿热体质的症状是可逆的，但若不断累积会将体质这种生理状态质变成病理状态，就会出现急（慢）性食管炎、胃炎、肠炎、肝炎、脂溢性皮炎、湿疹、痤疮、脚癣、盆腔炎、子宫内膜炎、附件炎、阴道炎、前列腺炎、睾丸炎、附睾炎、精囊炎、输精管炎等。

湿热体质者这样吃才养生

肺内湿热，桔梗贝母

杨医师对号入座说体质：

小阳最近常感喉中有痰，咽喉痒伴轻微疼痛，时有咳嗽。

笔者检查后认为，小阳的症状与最近空气污染严重有关。粉尘颗粒从鼻而入，停留咽喉，吸进肺中，影响呼吸。笔者给她推荐了一款食疗方，即桔梗贝母粥。入肺经的桔梗和贝母，一同熬粥，可清肺化痰、祛湿，是很好的食疗推荐方。方中桔梗性平，味苦、辛，具有开宣肺气、祛痰排脓等功效。川贝母性微寒，味苦、甘，具有清热润肺、化痰止咳等功效。

养生食疗方：桔梗贝母粥

材料及做法： 胚芽大米100克，桔梗20克，贝母粉3克，蜂蜜10克。将桔梗切成薄片并润透蜂蜜。胚芽大米淘洗干净后与桔梗同置于锅内，加入约800毫升矿泉水，用大火烧沸，再改用小火煮约35分钟至粥稠米烂，加入川贝母粉搅拌，再煮10分钟左右，加适量蜂蜜调味即成。

胃肠湿热，冬瓜薏米

杨医师对号入座说体质：

小魏在外企工作，工作任务非常繁重，经常不能按时吃饭，早上为了躲避交通堵塞错过早饭，午饭快餐对付一下，晚餐也常以路边摊烤肉串、麻辣烫、辛辣牛肉面等解决。有时候被上司骂心里不太服气，认为自己已经尽了最大努力，也会在工作场合有些业务上的争执。渐渐地他发现自己不容易饿，也不想吃东西，偶尔有轻微胃部烧灼感，伴隐痛，伸出舌头来舌苔又黄又厚又腻。

这可能是胃炎，需要做胃镜看看有无溃疡和严重程度。笔者建议他按时吃三餐，少吃路边摊，因为这些食物不干净容易诱发胃部感染，即中医所说的胃肠湿热。

食疗推荐冬瓜薏米汤来清胃肠湿热。冬瓜性微寒、味甘，具有利水消肿的功效，药理学研究表明其有短暂的利尿作用。薏苡仁为去壳薏米，性凉。味咸、淡，具有利水渗湿、健脾、除痹、清热排脓的功效。研究表明薏苡仁有抗炎、抗菌、增强免疫力的作用。

养生食疗方：冬瓜薏米汤

材料及做法： 洗净的冬瓜200克，切成小块，薏米50克浸泡2小时，酱油及葱花等调味料少许。矿泉水加入薏米，大火烧开，小火煮30分钟，后放入冬瓜块，再煮10分钟，调入调味酱油、少许胡椒粉，并撒上葱花即可。

这道汤中，如果不喜欢薏米的口味，可以换成玉米。

肝胆湿热，玉米海带

杨医师对号入座说体质：

小曾是个喜欢豪饮的人，他自认为身体很好，如果朋友需要他一定奉陪到底，可是他最近喝完酒总要难受几天，肝的B超检查结果不太好，有轻度脂肪肝。

笔者的建议是：为防止脂肪肝的进一步进展，除了需要少喝点酒之外，还推荐他常喝玉米海带汤，以保肝、清热、利湿。玉米性平、味甘，入肝、肾、膀胱经，有利尿消肿、平肝利胆、健脾渗湿、调中开胃、清湿热等功效。海带性寒、味咸，有消痰、软坚、利水等功效。

养生食疗方：玉米海带汤

材料及做法： 玉米1根，海带50克，姜片少许，盐少许。将玉米切成小段，海带洗净切成宽条。锅中放适量水，加入姜片和玉米，大火煮开后，加入海带，改小火煮45分钟，出锅前放盐续煮5~10分钟出锅即可。

皮肤湿热，牛蒡薏米

杨医师对号入座说体质：

宁宁脸上青春痘（痤疮）又红又肿，她用的化妆品都是很贵的国际品牌，小小一瓶就几千块，可是脸上的痘痘仍引起彼伏，一直没有断过。笔者除了建议她将辛辣、油炸、滑腻的食物减少以外，还推荐了牛蒡薏米浆。牛蒡子性凉、味辛苦，有疏散风热、解毒、透疹、利咽散肿的功效。牛蒡子可抗细菌、真菌，病毒，有助于提高免疫力，适宜在表的湿热。薏米（薏苡仁）有助于减少在表的炎症，能有效抗菌、抗病毒，被广泛地运用于保护皮肤的食疗方或化妆品中。另外，可取少量牛蒡薏米浆用于敷脸，以润滑皮肤、杀菌祛痘。

养生食疗方：牛蒡薏米浆

材料及做法： 牛蒡子10克，煎煮10分钟或用开水冲泡，去掉牛蒡子残渣，加入薏米粉2大勺，再用开水冲成米浆，放稍温即可饮用。

肝经湿热，绿豆海带

杨医师对号入座说体质：

小刘最近有些难言之隐，会阴部瘙痒，在办公室里有时候觉得很尴尬。他不爱穿内裤，直接穿牛仔裤，泌尿生殖器官直接和外界相通，很容易发生感染。笔者建议他保持生殖器官清洁，养成穿松软的棉质内裤的习惯，而且经常换洗是很重要的。如果没有不洁性生活等性接触疾病原因，绿豆海带汤也能帮上忙。

绿豆性寒、味甘，具有清热解毒的功效；海带入肝经；能软坚散结。这道汤中，绿豆促进毒物的代谢，海带提高免疫吞噬细胞的功能。

养生食疗方：绿豆海带汤

材料及做法： 绿豆70克，海带15克，矿泉水1升，冰糖适量。绿豆用清水先浸泡2小时，海带切成丝。锅中放入绿豆和矿泉水，浸泡1小时，绿豆开花时放入海带，煮约1小时，加入冰糖，再煮5~10分钟，冷却后放入冰箱中冷藏饮用。

湿热体质，日常调理很重要

控制饮食，少辣少脂

预防消化道的感染和炎症，需要少吃辣，少吃油腻，少吃生冷食物，少喝酒。口味适度，微辣即可。荤素搭配，健康比例为1:4，即1份高脂肉奶搭配4份谷类、蔬菜、水果。特别是在夏季吃生鲜需要加热杀菌，在100℃的沸水中煮5分钟就可大大降低细菌数目。一顿吃完，尽量不要隔顿再吃。少饮酒，提倡稍品红酒，以活血通络。

保护皮肤，防止感染

使用适合自身肤质的化妆品，用小勺取用，以防手上细菌粘染在其中繁殖。保持皮肤完整，经常戴手套护手，不要咬指甲。正常皮肤分泌天然滋润因子，是皮肤的黏液屏障，尽量用微酸性的洗护用品，防止碱性化学品烧灼。

生活保健，护阴勤换洗

穿松软的棉质、丝质的内裤，保持尿道口、阴道口、肛门口的清洁。经常换洗内裤。切忌多个性生活伙伴。对女性来说，如果会阴瘙痒，分泌物黏稠臭秽，立即去看皮肤科或妇科。

穴位按摩，刺激经络

去除湿热的主要穴位有阳陵泉穴和腕骨穴。阳陵泉穴在小腿外侧，膝盖边腓骨小头下方凹陷处，为胆经的合穴，有清热利湿作用，特别适合肝胆湿热。腕骨穴在小指外侧，滑至小鱼际根部的凹陷处，是小肠经的原穴，有清热利湿的作用，特别适合小肠及胃的湿热，也是肠道炎症后的敏感点。

健康从
饮食中来

有很多养生菜谱，针对不同亚健康体质，选择适合自己的确实要花很多心思。但是健康的食谱没那么复杂，只需要了解原则就行。作为医生，笔者对各地的饮食结构、饮食习惯等十分关注，并从中总结出一些饮食方面的小心得，希望能给读者一些帮助。

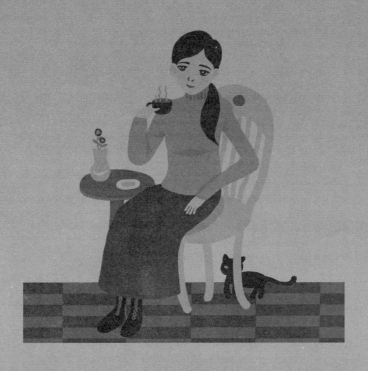

酸甜苦辣咸，爱吃哪个好？

酸甜苦辣咸，是饮食中的五种味道，经过组合还会变化出更多的口味。饮食中，有五味的变化能改善人的食欲、增加食物的风味，而五味偏嗜则通常是饮食误区。

北方人口味偏咸，体内的盐多了，容易引起水液的相对不足，可能表现出心慌烦躁、眼干眼痒甚至过敏等症状。中医认为咸寒入血，盐入血后加重血液循环负担。盐的pH值是7，正常血的pH值为7.35~7.45，盐多酸化血液，代谢产物结合体积较大的蛋白质，不易通过肾小球滤过排出体外。

爱吃甜的人，血液相对偏酸，代谢产物易在血中堆积。中医认为土克水，甜入脾五行属土，肾属水其华在齿，可以解释为什么爱吃糖会伤牙齿。

辛辣的食物会使血液分布向外、向上，接近更年期喜爱辛辣的人，会提前出现潮热汗出、头发出油、面部红血丝，特别爱吃辣的人还会长斑，睡觉之前浑身发热、出汗，而早上又被冻醒。

爱吃酸的人，特别是女性月经后，因为酸味入肝，平卧时血归于肝，适当吃酸可以快速从血虚状态下恢复。过多吃酸，就会使胃酸过多导致呕吐，中医称它为肝旺乘脾，乘就是以强凌弱，脾指消化系统。

爱吃苦味食物的人不多，中医理论认为适当吃苦味食物可以败火，败火即是降心火，夏天很多人因为炎热而心烦，适当吃苦味食物可以减轻心烦。过于吃苦，败火败得损伤了心气，因为心属火，脾属土，火本来生土，火不足而不能生土，讲的明白点就是心推动循环的能力下降，胃肠道供血不足，吃苦味食物过多胃口就没了。

一点糖都不吃好不好？

研究表明，少吃糖对身体健康有益。不同国家和地区，人们吃糖的量差异很大。根据美国心脏协会2009年统计，美国人均每日用糖量为22勺，相当于88克。而且人均日糖耗量每年都有增加趋势。因此美国心脏协会在美国人摄糖超标严重影响健康的情况下，推荐男性每日吃糖量8勺（32克），女性每日吃糖量

6勺（24克）。在我国，人们对甜味的敏感度还是很高的，相比之下，南方人的食谱会偏甜一些。同美国相比，我国人群的食糖量大概只有1/4或更少，一包500克的糖，中国家庭做饭大概可以用上一两个月，对一般的健康人群来说，大可不必担心糖摄入过的问题。

对没有高血糖史的人，完全或几乎不吃糖会很容易导致低血糖，损害身体健康，所以正常人群，完全不吃糖是不可取的。

食用糖时，宜挑选粗加工的红糖、白糖，最好是有机的。这样的糖不如精制糖容易吸收，而且矿物质和维生素营养成分没有破坏，味道稍甜，因此稍甜口味可以减少摄入量。而精制糖口感不那么甜，会让人无意中摄入量更多，很容易引起健康问题。

无糖食品能帮助减肥吗？

现在，市场上可以买到很多"无糖食品"，如饼干、糕点、麦片，甚至糖果等，有些人觉得无糖食品热量低，常吃既可以享受美食又不用担心长胖，甚至还能减肥。这样的理解对吗？

其实，"无糖食品"就是"无添加糖产品"，即在生产和加工过程中，没有人工添加糖类甜味剂，如白糖、红糖、蜂蜜等。但这并不能改变食物本身是否含有糖，它们可能依然含有大量的淀粉、脂肪等，这些成分还是会分解成糖，如果还添加了黄油、奶油等材料，热量会更高。所以，别把减肥的希望寄托在无糖食品上。而且，在购买无糖食品时，应首先仔细阅读其成分表，选择那些热量真正低的，不要盲目购买。

味精、鸡精是常用调味品，对身体没坏处吧？

味精和鸡精被广泛用于世界各地的中国餐馆中，美国食品药品监督管理局（FDA）认为它是一般安全的食品添加剂。但是，在国外，有些首次吃味精、鸡精的人会出现胸痛、短气、头痛、面红、疲劳、麻木等症状，被称为"中国餐馆综合征"。美国国立卫生院认为味精中的化学成分类似于人脑中重要递质——谷氨酸。有些学者认为，这种物质可以减少饱胀感，增加进食量，导致进食过量。

笔者认为，食物新鲜原味最好，若要调味，宜选取传统调味料，如小茴香、胡椒、孜然等，这些调味料既可使菜肴味道鲜美，又能促进消化酶分泌，还能增进肠蠕动，天然安全。

如何吃肉对健康有益？

运动量一般的人，肉的比例应控制在所吃食物的五分之一以内。爱吃肉的人，一顿吃太多，没等消化好就去睡觉，肠胃活跃产生令大脑兴奋的激素，可能整晚多梦、睡眠浅。肉吃得过多，人体分泌的蛋白质消化酶不够用来消化多余的蛋白质，消化不了的蛋白质，离开小肠进入布满产气菌群的大肠，会令人腹胀。

动物被宰杀的时候，会分泌许多激素，它们残存于肉中，人们食用动物肉时，类似人体激素的动物激素就会影响生理活动。因此，爱吃肉的人一般情绪会容易波动。

肉主要由蛋白质和脂肪组成，不同肉类的脂肪种类有差异。产红肉的牲畜以饱和脂肪为主，海鲜类以不饱和脂肪为主。

中国菜中的肉主要搭配蔬菜食用；韩式烤肉通常将肉卷在菜叶中。这是很好的搭配，因为植物纤维有助于缓解肉食摄入过多造成的便秘。欧美人喜欢吃大块的牛排，主菜以肉为主，蔬菜沙拉需要另外再点，因此，对他们来说消化的过程耗时长，酶的需要量更多，无法消化的多余蛋白质会停留在产气菌群活跃的大肠。亚洲人移民来到美国，饮食习惯改变，以肉食为主，肠胃的功能适应不了饮食的变化，更容易患上消化系统疾病。炖肉的时候加入一些药食两用的山楂，有助于消化。间歇地吃几天素食清肠，也是爱吃肉的人应该采用的一种保健方法。

如何吃素才健康？

吃素也是当下饮食的热门话题。回答这个问题时需要结合笔者自身的经验。

　　笔者从小时候起就有些偏食，不爱吃红肉，饮食以素食为主。在高中阶段，因为课业繁重、压力大，身体不是很健康，蹲下站起来时有体位性低血压，感冒好得慢，月经周期也比较长。后来饮食中添加了少量红肉，身体素质渐渐变好，很少生病。

　　关于吃素的问题，可以一分为二地看。适当的吃素，也就是减少动物性蛋白质的摄入，可以调节体内的胆固醇水平，减少肥胖和超重的发生，还能减少尿酸的生成、调节体质。但如果长期吃素，而工作学习的强度和压力又很大，长期下来，人体所需的营养素得不到充足的供给，很容易造成营养不良、消瘦、贫血等健康问题，

　　笔者现在的食谱结构是这样的：谷物、水果、蔬菜等素食占70%~80%，每周酌加1~3次10%~20%的鱼虾蟹，10%蛋类，适当吃红肉。

　　适当吃素是可以的，但吃素需要间歇性的进行，对清空消化道腐坏沉积的食物有好处，虽然每餐都吃的很饱，而且很快全部消化，胃肠异常舒适。吃素还有净化心灵的作用。

　　需要提醒读者的是，如果以前饮食偏于肉食的，提倡逐渐改变，这样做身体不会因觉得突然而无法调节。

我不能按时吃饭，但我保证一顿吃回来，行吗？

　　如果在生活规律的情况下，每日早上7~9点，中午11~13点，晚上5~7点是比较好的进食时间。按经络流注的理论，这三个时间段分别对应辰时脾（中医的脾指消化功能）峰三焦谷、午时心峰胆谷、酉时肾峰大肠谷。早上5~7点（卯时）大肠峰肾谷时段大肠蠕动增强，很多人自然而然的起床排便。到约7点时，排空的胃肠需要一份不错的早餐来提供能量。午时之后是未时小肠峰肝谷，为了让小肠有效地工作，食物需要1~2小时后才能顺利从胃到达小肠，午时进餐可以使营养较好地被消化吸收。晚上酉时过后，胃和脾分别在戌时和亥时进入功能低谷，如果错过酉时，食物就很难再消化分解利用。如果过了晚上7:30分进食，人很容易发胖。如果每晚边吃边看电视剧，可能就要变成胖胖的

天使了。

如果三餐能按时吃，即使吃的少也会营养充足，肠胃没有负担，这比食补、食疗养生还重要。过饱伤胃、过饥伤脾，想把两顿并一顿的人，胃肠不能每天规律地分泌消化酶，胃肠在没有准备的情况下，仓促应对大量食物，负担非常重。这就像每天都有紧急任务的临时指挥部一样，怎么能长久地顺利解决突发事件呢？因为早饭和午饭间隔大概为4小时，而午饭和晚饭间隔大概为6小时，晚餐后大概需要3~4小时才能基本将食物消化完毕，如果晚上10~11点睡觉，则需要在7点之前吃完晚饭。早餐吃好，午餐吃饱，晚餐吃少是很合理的。如果晚餐吃得过饱或吃很多肉，睡觉时会多梦，夜间会醒来，睡眠质量会明显下降。

所以，一日三餐应注意质量，而不是简单地追求量，饥一顿饱一顿的饮食是非常不可取的。

常吃香肠、比萨、罐装食品等会影响健康吗？

香肠、汉堡、比萨、罐装食品、薯片、爆米花、方便面，这些加工食品在超市里可是随处可见，相信所有人都吃过，只是吃多吃少的区别。

这类食品可能含有保鲜剂、抑菌剂、调味品、香精等，食用者的味觉被化学调味品蒙蔽，越吃越喜欢，常常让人欲罢不能。

常吃这些加工食品的人都有很好的食欲，如果再缺少运动或者整天对着电脑、电视等，长此以往很容易发生肥胖，尤其是腹部比健康的人大，这就意味着代谢系统疾病如糖尿病、高血压、高脂血症等，都会排队来找你了。

所以，笔者不提倡经常吃这类加工食品，它们虽然能带来感官上的享受，但对身体健康毫无益处，提倡食用天然种植的，最好无化肥、无农药的有机食品。

哪个国家的饮食习惯好？

让我们用世界的眼光来找到相对较好的饮食习惯。其实很多国家的饮食习惯中都有好的一面。现在常见的餐饮有美式、欧式、墨西哥式、日式、韩式、中式、印式、泰式、东南亚式、非洲式、澳式等。

　　值得说一说的是日式餐饮，食材新鲜，食物在于精而不在于多。脂肪摄取，以含多不饱和脂肪酸的海鲜类为主，而且多搭配能解海鲜类毒素的生姜或芥末。日本人的身材多是苗条的，而且日本老人长寿的很多，2013年平均寿命达84.19岁。日本人喜欢吃生的，如生鱼片等。这对食材有很高的要求，因为大多数寄生虫或虫卵在卫生条件差的情况下，在生肉中会经口传染给人。我国是文明古国，饮食文化源远流长。我国的饮食习惯有以下特点。一是风味多样，口味上有"南甜北咸东酸西辣"之分，甚至形成了很多菜系。二是四季饮食有差别，比如夏天偏向于清淡爽口的菜品，而冬季偏于滋补厚味的菜品。三是注意药食结合，不仅是吃饱，还要吃出健康来。笔者认为好的饮食习惯是：饮食的质量可控，选新鲜的有机食品，用天然的调味料，另外，对比来说，自家小厨房的私房菜更安全健康。

吃蔬菜沙拉健康吧？

　　吃蔬菜沙拉是欧美人的习惯，一般是在新鲜的蔬菜上面加上一点奶酪、炼乳或沙拉酱，很多推崇素食的人都很喜爱。有些人因为坚持食用蔬菜沙拉，腹部多余的赘肉不见了，血糖和血压逐渐回归正常，看来的确是一种值得推荐的好菜品。

　　但是有两点应该注意：第一，蔬菜必须是天然新鲜的；第二，调味沙拉的酱汁是无化学添加剂的。还记得在2011年欧洲流行出血性大肠杆菌导致很多人肾功能衰竭，甚至死亡。这一事件是因为蔬菜中含有出血性大肠杆菌（EHEC）。所以，做蔬菜沙拉一定要注意卫生。

　　解决这个问题最简单的方法就是加热食物，至少70℃，大肠杆菌会被杀死。如果喜欢吃蔬菜沙拉，可以用开水焯一下，杀杀菌，这样做蔬菜口感仍鲜脆，吃着也安全。沙拉酱汁，推荐以牛油果代替奶酪，现调现用为宜。化学调味剂虽然方便且味道好，但是不容易排出体外，建议少食用。我们常吃的凉菜，即将时令蔬菜用沸水焯过后加糖、醋、盐、酱油、芝麻酱等调拌后食用，既安全又健康。

食物应该热吃还是冷吃？

食物吃的时候应该温度适宜，口感刚刚有点热即可。

过烫或过冷的食物都会影响健康。爱吃火锅的人，要将从火锅中取出的食物凉一会儿再放入口中。因为口腔、食管的黏膜怕烫，这样做可以减少食管癌的发生。

冷的食物，尤其是冷的奶制品，由于温度低，消化酶活性低，消化速度更加缓慢，易导致食积、消化不良。另外，快连喝冷饮，可冷却食管两侧的两根入颅的动脉，引起血管收缩痉挛，易出现头痛。如果天气热运动后一头大汗，一杯冰饮灌下去，很容易伤害呼吸道，甚至引发哮喘等疾病，正如《灵枢·邪气脏腑病形篇》说的"形寒饮冷则伤肺"。

吃火锅加一份冰激凌，可以冷热中和吗？

火锅加冰激凌，食管和胃肠经历了冷热考验，烫破了黏膜又减慢了消化酶的工作效率，不是冷热中和，而是双重伤害。经常这样吃，再好的消化道都会崩溃的。

注意细节，养出健康的胃

想要有健康的胃，先要了解胃的喜恶。胃是空腔的器官，食物穿行而过，最怕食物停留不下去。胃每隔几小时就清空一次，每天定时地分泌约2500毫升的胃液，它喜欢水分多的食物，厌恶水分低甚至吸水的食物。根据食物的种类不同，消化时间也有所区别，在适宜温度下，以胃为主的整个消化道，消化糖大约需要1小时，蛋白质2~3小时，脂肪需要5~6小时。想要胃健康，就要按时喂它，不要过饥，更不能过饱，更不能过冷、过热反复刺激。吃太多的食物，就像在洗衣机里放了太多的衣服，胃蠕动的力量不足以推动食物向小肠前进，消化一半的食物进也不是、退也不是，最后就只能吐出来，才会感觉舒服一些。相反地，如果没有按时吃食物，胃消化液中的大量消化酶没有用武之地，就会消化自己的胃黏膜，然后形成溃疡，导致胃胀、胃痛等不适，久而久之，胃液不再定时分泌，没有饥饿感，胃黏膜渐渐开始萎缩，形成不可逆的损伤。

因为消化的需要，消化酶适宜的工作温度为45~55℃，能最大限度地被利用。过冷的食物，尤其是冷的奶制品，肠胃需要较长的时间来消化其中的蛋白质和脂肪，而冷的奶制品温度较低，化学消化酶活力不足，只能靠肠胃蠕动的物理过程完成消化任务了。过热的食物，像温度高的火锅，热量高、水分极低的辣椒，性热的烈酒等，都会灼伤娇嫩的胃肠黏膜。

饮用水对健康重要吗？

日常饮食中，除了食物外也要重视饮用水，自来水中含有消毒用的氯气，煮食物时，应先将水烧开，使氯气挥发出去，然后加入需要蒸煮的食物。

市面上销售的饮用水有纯净水、矿物质水、矿泉水等，有必要介绍以下这三者的区别。纯净水里面只有水，和蒸馏水相同，而人体的体液（包括汗、尿、消化液等）都是各种离子、蛋白质和碳水化合物等。纯净水会降低体液中离子、蛋白质、碳水化合物的浓度。矿物质水是纯净水添加各种离子形成的，是人造的。经过长年地层过滤的天然矿泉水是史料记载中推荐的，是大自然赐给人类的最佳饮品。做汤、煮饭、平时饮用，自来水不是好的选择，在城市中出于健康的考虑推荐用天然矿泉水。考虑到成本问题，在洗菜、淘米、蒸食物时可以用自来水。

多喝水对排毒有好处吗？

应该说，适当喝水才对健康有好处。

很多人认为喝水可以加快新陈代谢、冲刷尿道，因此即使不口渴也要强制自己按量饮水。代谢的快慢和人体体温有关系，与每天喝多少水没关系。出汗多想喝水，小便多了也会口渴，话说多了也会咽干，的确需要多喝水。身体排出去的水多了，需要补充水才可能维持离子平衡。但喝水过多，也会中毒，因为过多饮水改变了体内的离子浓度，电解质会发生紊乱。也有些人整天不想喝水，这可能是痰湿堆积的表现。痰湿是代谢缓慢囤积不流动的体液，是阻碍代谢的病理产物。有些用脑比较多的人，消化能力比较差，只坐着不运动以致代谢缓慢，代谢不了的水就停留在组织或器官中，变成了痰湿，痰湿最喜欢留在肺中或皮下，有时会吐出来就是清稀的痰。因为痰湿也是体液，也有水的滋润特性，所以就不会觉得口渴。如果强制这些痰湿多的人喝水，会进一步加重身体代谢负担。也有些人，舌苔又白又厚，本来不口渴还想排毒，不停地强迫自己喝水，反而会加重体内的痰湿。

选择饮料的标准是什么？

现在可选择的饮料很多，有咖啡、茶、啤酒、奶及奶制品、瓶装水、能量饮料、碳酸饮料、果味饮料、蔬果汁等。人们选择的标准大多依据口感。如果你是健康人，选择饮料的标准是对身体影响越小越安全。笔者不推荐长期喝饮料，尤其是生长发育中的儿童、青少年，

咖啡对人体有什么影响？

有一天碰到一位朋友，脸色红红的，好像喝醉的样子，笔者就问他是否血压有异常，他说血压和心率都偏高。朋友年轻时是位运动员，现在血压正常，心率约60次/分，但年纪大了，身体素质已不如从前。经过一番问诊，笔者了解到他有喝咖啡的习惯，而且最近都是托朋友去巴西带最好的咖啡豆，自己制作咖啡。研究表明，咖啡喝得越多，对人体健康影响越大，可引起心率加快，血压也容易升高。

咖啡性质偏热，偏热的饮料会加快新陈代谢，而发酵越少的茶性质越偏寒，因此有人认为应该上午咖啡、下午茶，符合人体代谢节奏变化的规律。这是爱喝咖啡、难以戒断的人可以借鉴的弥补方法。

口渴喝啤酒是好习惯吗？

口渴时来一杯冰镇啤酒，真的解渴又清凉吗？其实不是，啤酒是含酒精饮料，而很多东方人先天缺乏乙醛脱氢酶，口渴时喝啤酒伤肝又损脑。而且，含酒精饮料进入人体，会刺激排尿，还会加重口渴的感觉。所以，口渴时宜喝白开水和淡茶水，以补充体内水分。

运动前后喝哪种饮料好？

在没有进行剧烈运动的情况下，瓶装矿泉水是对人体影响最小的日常饮用水，运动后汗流浃背，只喝瓶装水还不够。因为汗液中除水外，还有离子和蛋白质，大量流汗会使其流失很快，笔者认为喝一些用西洋参等滋阴补气的中药泡的茶用来在运动后补充流失的水分更为适合。能量饮料提供运动必须的能量，可以缓解疲劳，运动量很大的人需要及时补充能量，因此这是一个比水更好的选择。但是人在运动后会因为缺血、缺氧感到疲劳，适当减少运动负荷是天然的调节方法，可以减少过度运动引起的损伤，保持离子平衡和血氧饱和度，维持血压和心率等生命指标在代偿范围内的自身调节。锻炼要持之以恒，才能渐渐调节达到新的平衡，延缓疲劳出现的时间。突然一天之内加大运动量，想靠能量饮料来维持体力，不是明智的选择。本书的阴虚体质部分介绍如何自制滋阴补水茶饮，在运动前服用，有助于防止脱水、缺血、缺氧，保护心肺功能。

牛奶可以做解渴的饮料吗？

牛奶中含有蛋白质和脂肪，有机的健康奶可以在来不及吃早餐的时候作为上午的能量来源，但不能作为解渴的饮料。

运动后适合喝冰水吗？

说到冰水，先说一个案例。某人大热天户外运动后出了很多汗，因为口渴便拿起刚从冰箱中取出的冰饮一饮而尽，从头凉到脚，感觉畅快无比，可是这使张开呼吸的肺泡突然遇冷收缩，使这个人患上了哮喘病，每年都发作。除了对呼吸系统的伤害，冰饮对胃肠道也有刺激，易引起胃肠功能紊乱。所以，运动后不要图痛快喝冰饮，应喝温开水或是稍加冷却的茶。

碳酸饮料对人体有什么影响？

碳酸饮料的pH值为2.5~3.4，水的pH值为7，人体血液的pH值为7.35~7.45，按照对正常人体影响越小越健康的理念，不建议喝太多主要成分是糖和碳酸或人造甜味剂和碳酸的饮料。按照五行土克水的说法，脾土所属的味道是甜，肾水主骨（包括牙齿），甜味对骨骼、牙齿是相克关系。含有高浓度糖的碳酸饮料，的确会降低骨密度、损害牙齿。无糖碳酸饮料中的人工甜味剂对味觉有干扰，会增加其他甜食的摄取，对健康也是不利的。

果味饮料对人体有什么影响？

果味饮料是用人工果味剂调制而成的，而且还用人工色素调成某种水果的颜色，没有水果却有浓郁的水果味。人体认识糖、蛋白质、氨基酸、脂肪、脂肪酸、维生素等天然营养物质，人工合成的果味剂和色素，其实无法被识别利用，人体将它们定义为垃圾，需要解毒和排出体外，如果体内这些物质大量堆积，会增加肝脏的负担，需要更多时间才能减毒排出。笔者建议还是吃天然水果或喝天然水果打成的果汁，别让肝脏有更多负担吧。

蔬菜汁是爱吃肉食者的清肠利器吗？

常吃蔬果对人体健康有益，有的蔬果能清热消炎，有的蔬果能降压利尿，有的蔬果能明目清肝，有的蔬果能软化血管。如果你很爱吃肉，无论哪种蔬果汁，都可以降低肉食比例，排毒降脂，清理肠胃腐败宿食。便秘的人可以在蔬果汁里加上蜂蜜，帮助排便。提示一下，血压低的人，尽量不要用芹菜做蔬果汁。

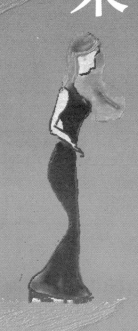

part 13

健康从生活细节中来

睡眠、二便情况、生活习惯等都与人的健康息息相关。关注生活细节，让生活更美好、身体更健康！

从睡眠质量看健康

常熬夜的人，白天补觉可以吗？

有的人，晚上很晚睡，但是白天一直睡到中午，总时间达到8个小时，可是睡眠时间不是简单的数学题。因为人的睡眠与自然光有很大关系。自然光的明亮与暗淡决定脑内松果体的分泌，因此在天色渐渐变黑的时候，人会觉得困，这个时候自然地躺倒床上，褪黑素会由血液输送到脑和全身。褪黑素又叫保幼激素，足够浓度的褪黑素不但能让人一夜好眠到天亮，而且人体在睡眠中新陈代谢渐渐变慢，各个器官开始进入休息和修整期，老化的细胞被新生的细胞取代，在良好的睡眠过程中，人体其实在逆生长。但是，现代生活中各种光源或闪烁的屏幕产生的人造光线引起了人体褪黑素分泌减少，白天补觉由于光线太强，褪黑素无法达到正常的浓度，白天的睡眠质量相对较差，起床以后会觉得依然很疲劳。细心的人可能会问，在白天，遮住光线是否可以促进人体分泌更多的褪黑素？是的。

因此笔者建议一些因上夜班无法改变作息时间的人，戴上眼罩睡或加厚窗帘制造假的黑暗，这样可以提高睡眠质量，减缓衰老进程。但是人与自然界是息息相关的，白天活动、晚上睡眠是最合理的作息方式，白天的温度适宜活动，晚上的温度较低不适合外出，适宜在温暖的室内睡眠。

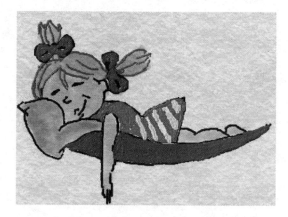

补充褪黑素是否可以保持良好睡眠，获得逆生长？

多数植物性褪黑素不影响人体内分泌平衡，暂时服用无论多服少服，几乎按需吸收，多余的排出体外。而动物性的褪黑素会影响内分泌，会堆积干扰平衡，除非是治疗性的，否则不建议自行服用。

人体自身和外来的褪黑素的关系，就像你是财政独立还是依靠外援，如果自给自足就会天然好眠到天亮，如果依靠外援，人体分泌器官就会懈怠不努力，渐渐养成不用干活就可以生活的习惯了。这意味着，松果体在依赖外源性褪黑素情况下，会逐渐萎缩。如果形成不可逆的萎缩，恐怕要终生服用含有褪黑素的药物。正确的做法是用天然的方法，使自己的松果体功能越来越好，从可逆的萎缩变得饱和丰满，这也是中医的治疗目标。中医讲的养阴安神、补血安神、清热安神的方法，如果运用得当，可以达到改善松果体功能的作用。

从小便情况辨健康

当妈妈后小便频多年，有办法解决吗？

当妈妈后的小便频，大多是小便次数虽多但每次排出量少，总有排不尽的感觉。有尿意时，有些人在剧烈咳嗽或跳跃时小便会流出，症状严重的轻微咳嗽或笑也会引起尿液流出。由于这些症状存在的时间比较久，不是感染引起的，而是由于生宝宝时位于子宫附近的膀胱受到刺激引发的膀胱内膜和外膜中间的逼尿肌收缩不利造成的。当膀胱内储存足够多的尿液时，知道要去小便，但是膀胱排空到一半时，逼尿肌收缩不利，尿没有完全排空，因此几分钟后大脑再次收到要小便的信号，膀胱再次没有排空，周而复始。这是健康隐患，如果遇到泌尿系统感染，则无法憋尿等严重症状就会出现。

中药方剂缩泉丸用乌药、益智仁、山药等，可以提高 β_3-肾上腺素能受体的兴奋性，增加逼尿肌中腺苷酸环化酶、环磷酸腺苷及蛋白激酶A的含量，增加血中醛固酮及抗利尿激素水平，可改善女性产后经久不愈的小便频问题。

家中宝宝尿床，每次都很多，长大后会好吗？

尿床在中医被归为遗尿，尿量大，多发生在幼儿，尤其在夜间。人的原尿是非常多的，而最终排尿比较少是因为有两种激素可以浓缩尿液，即醛固酮和抗利尿激素。小儿内分泌系统发育不完善，通常夜间两种激素分泌不足，就会遗尿，5岁以前一般会自愈。但是如果宝宝5岁后仍遗尿的话，就应该采取措施。

小儿遗尿可以尝试天然中药方桑螵蛸散，它能帮助小儿自身逐渐开始分泌足够的醛固酮和抗利尿激素。应注意，不可急于直接补充外来两种激素，否则易导致分泌这两种激素的下丘脑和肾上腺萎缩，并产生终生依赖，对小儿成长极为不利。

老年女性小便频繁，尿道口有疼痛，用了点抗生素，但为什么总是时好时坏？

这是慢性的泌尿系感染，通常老年女性容易患病，因为女性生理尿道口短，逆行感染的概率很大。发生感染时有两个环节需注意。一个是尿道口卫生习惯，一个是在黏膜长期刺激下呈现易激惹状态。要养成良好的卫生习惯，如常换内裤，不要坐在公共浴池的台阶或椅子上，如厕后擦便时按照小便向前、大便向后的方向擦拭。这样做能预防感染，但是不能控制第二环节。

如果不注意卫生，反复感染尿道炎，黏膜在长期刺激下，会变得越来越薄，如不能及时修复，还会出现无菌性炎症，这是抗生素无法治疗的，一般会用些激素来抗炎，但无法修复黏膜、恢复免疫平衡。

在中医医师指导下用五苓散等可以有效控制大肠杆菌引起的尿路感染。若没有条件，可以试试外用相对安全的中药车前子。

打针吃药与健康

到了流感高发季节，要不要打流感疫苗？

每到秋冬季节，患流感的人便会快速增加，对于是否要接种流感疫苗，很多人会感到困惑。美国疾病防控中心（CDC）公布的3类流感病毒，即A型、B型和C型。A型流感病毒其血凝素蛋白（HA）有18类，用H表示；神经氨酸酶蛋白（NA）分为11类，用N表示。两者排列组合形成了198个病毒亚型。B型和C型不分亚型，但是B型存在不同的链。现有的疫苗可防A型H1N1，H3N2，以及两种B型。最新的疫苗可做到3种或4种流感病毒合并疫苗。虽说疫苗有预防其他种流感病毒的可能性，但是注射流感疫苗仍然可以得流感。原因是：第一，流感病毒变换迅速，一年内流行多种很常见；第二，不幸感染疫苗抗体匹配以外的流感病毒，或注射疫苗不到2周（抗体产生之前）感染的，即使接种了流感疫苗也会患上流感；第三，流感疫苗是针对流感病毒的，不是针对细菌的，流感杆菌、副流感杆菌早期也会引起轻微类似流感症状，后来就会引发肺炎等更严重的症状。目前，从研究角度看，还无法做到预测下个流感季节会流行哪个亚型而进行针对性疫苗生产，不过随着专业技术的发展，流感等传染病的准确预测将会逐步实现。

对于体质较弱易感染流感的人及老年人来说，可选择进行流感疫品免疫接种。中药药理和方剂方面发表的科技文献，报道了银翘散、荆防败毒散等中药和方剂治疗甲型H1N1流感的案例。

另外，经常进行体育锻炼，对增强体质、减少流感发生也有帮助。饮食上，香菇、草菇、南瓜、木耳、蛋奶类等食物有助于增强免疫力。

病毒感染后患者会自我康复吗？

首先，病毒感染自限性理论并不能一概而论。这种理论可能针对类似普通感冒病毒、鼻病毒等毒性较弱的病毒。病毒有强有弱，有些毒力强的病毒会致命，而人们无法通过自身免疫力清除它，如2003年引发非典型肺炎的冠状病毒，2009年甲型H1N1流感病毒，2014年肆虐西非的埃博拉病毒。埃博拉发病快、死亡率高，甚至没

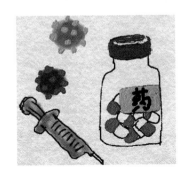

有给感染者免疫系统产生抗体的时间。有的病毒有很长的潜伏期，甚至长达数十年，比如水痘-带状疱疹病毒，儿时感染水痘，潜伏在神经根数十年后，在中老年时期带状疱疹发病，腰间或面部单侧出现疼痛难忍的水疱。

因此，感染病毒后一定要积极治疗。西药中抗病毒药较少，现代中药药理学越来越多的实验已经证明了很多中药对多种病毒具有抑制或杀灭作用，此时可借助中药杀灭或抑制病毒。传染病属于中医温病的范畴，需辨证后进行针对性的治疗。

抗生素是杀死细菌的利器，是抗感染的最佳选择吗？

革兰阳性细菌有一层细胞壁，青霉素类药物可干扰细胞壁肽聚糖的合成，使细菌体失去抵抗渗透压的能力而发胀破裂。

对于感染细菌的人来说，如果大量细菌细胞短时间破裂，内毒素迅速释放入血，会导致毒血症。有些老年人，由于正气不足，免疫力差，感染后为高热症状不明显，等到被家人发现时，感染已经相当严重，细菌在其体内大量繁殖。如果此时用大剂量的抗生素，就会迅速导致内毒素血症，使血液凝固，循环障碍，导致休克甚至危及生命。正确的治疗方法应为：运用既能杀灭病原菌，又能扶助正气，并能清除内毒素的多靶点治疗的中药，而不是简单地用抗生素杀死细菌。

阿司匹林也是你的保健药吗？

不少中老年人长期服用阿司匹林，目的是降低突发性心脏病或脑卒中。但笔者通过临床观察认为，除了那些有突发性心脏病史或脑卒中的高危人群外，正常中老年人没必要将阿司匹林当成日常保健药。如有需要，可在医生指导下尝试服用一些三七。

三七，产自云南的又称田七，有很好的活血、散瘀、止血的效果。你没看错，它既可以活血又可以止血。这种神奇的植物将看似相反的作用融为一体。三七从前是武术家或士兵的常备药，因为总有跌跌碰碰，总有流血或瘀血包块。

电脑手机的害健康隐患

用智能手机长期上网对眼睛有害吗？

　　手机光线很强，拿着它时眼睛与屏幕的距离很近，如果使用时间过长就会使眼睛在强光下过度暴露。更糟的是在黑暗的房间看闪动的手机屏幕，会给眼睛造成损伤。目前智能手机、平板电脑的发展速度大大超过了其对眼睛健康影响的研究速度，因此对手机是否损害眼睛健康还没有系统的理论研究支持。

　　可以一起做个小实验，在使用智能手机数小时后，到了晚上关灯准备睡觉时，请试着用暗视力去观察，如果发现暗适应能力下降，眼前好像有雾状物，看不清窗户的位置等，或需要好长时间才能看清房间内的摆设，就需要减少手机的使用时间了。通常这种暗视力减退是暂时的，做做眼部穴位按摩保健，一般症状可以缓解。若长期在黑暗中看不见物体，叫夜盲，是视网膜色素变性的早期症状。白天视觉正常，因此不易察觉。进一步加重就会失明。虽然目前对手机是否对暗视力造成影响还没有明确结论，但应注意保护眼睛，不要长时间对着手机。

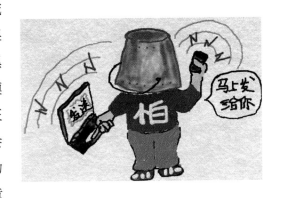

眼睛的自我按摩法，你会做吗？

　　眼保健操是很好的眼部按摩法，想要更多地了解其效果，需要在黑暗的房间做，因为这样效果更立竿见影。一次眼保健按摩不能持久地保护眼睛，就像家用汽车一样，要时常保养，持之以恒才能获得良好的效果。

　　眼周的穴位有很多，如太阳穴、睛明穴、攒竹穴、鱼腰穴、丝竹空穴、瞳子髎穴、承泣穴、四白穴等，还有视觉中枢附近的风池穴等。另外，眼周还有肝经、胆经的穴位，保健效果都是很好的。按的时候，每次按左右同名的一处穴位，切记贪多穴位，不要摩擦皮肤，手指和穴位处皮肤相对固定（专业名词叫吸定），力量向深部神经渗透。熟悉穴位的位置后，睡前在黑暗的卧室内按摩，如果穴位正确，在闭目按摩时会看到白光闪过。

不要心急，平日里减少观看手机、电脑等电子设备，并坚持按摩，几个月后按摩效果就会显现出来。

中药熏眼是好的眼部保健方法吗？

中药熏蒸法，历史悠久，可以追溯到春秋战国时期。中药熏眼是眼部治疗的重要方法。因为眼睛是一般药物难以达到的部位，药物入血后如果平均分布，作用于眼睛的量是微乎其微的。另外一个问题是血脑屏障，视神经与脑紧密相关，血脑屏障会将大分子的药物屏蔽在外。因此，可以直接吸收直达病所的中药熏眼就显得非常有优势了。眼睛是含水丰富的器官，也最易缺水，视觉依赖供血和良好的循环。中药熏眼是利用带有挥发性质的中药蒸汽熏蒸眼部，药物在蒸汽状态下，增加了眼部组织的吸收能力。眼部疲劳、干眼症等甚至是眼科的某些感染，均可尝试中药熏眼进行改善。很多中药其实是药食同源的，既可作食物，也可作药物，如绿茶、菊花茶等均可用于熏眼，有助于减轻局部酸胀、干涩、红肿、疼痛等。

眼科检查正常，但是眼睛总不舒服，这是为什么？

很多人会有这样的经历，出现眼睛干涩、眼痛等眼部不适症状，但是去眼科检查却没有任何问题，这是为什么呢？其实除了眼部疾病，用眼过度，长时间频繁看手机、电脑屏幕、电视，不注意用眼卫生等，都可能引起眼部不适。这个时候，要注意改变生活习惯了。比如做做眼保健操，工作久了远眺一下。

另外，出现眼睛不适，饮食上要注意清淡，少吃辛辣和油腻，多吃富含维生素A的食物、鱼肝油、牛奶、黄色蔬菜等，都对改善眼部问题有帮助。

中医理论认为：肝开窍于目，目受血而能视。所以，眼睛不舒服也要注意从肝调理。中药枸杞子能养肝肾、明目，泡水、沏茶或入药膳也是不错的选择。

手机控、电脑控出现起床困难、办事拖沓、容易迟到，这是怎么了？

如果每天起床就找手机，睡觉前做的最后一件事是在手机前，发现手机不见就惊慌失措，上厕所时也拿手机，和朋友见面或走路也低头看手机，那么你的时间管理已经被手机碎片化。由于时间被碎片化，能量管理也被碎片化，疲劳接踵而至，会最终进入恶性循环，需要大块时间完成的任务就会拖沓，很难遵守与其他人约定好的时间。

若要脱离这种状况，就需要改变对手机的依赖。每天规定好查阅手机的次数和时间，做好奖惩计划。对电脑也是一样，规定只在每天上午10点或下午3点查邮件。如果没能按计划进行，就要做慢跑、仰卧起坐或俯卧撑等运动处罚自己。执行好时就给自己10元的消费奖励，或坚持一周就奖励按摩、泡澡等。

12岁的儿子经常把手机插在靠近小腹的裤子口袋中，会致癌吗？

目前还没有手机辐射影响人生殖系统健康的确切报道。有学者认为每天1小时的手机辐射，对大鼠的生殖系统没有明显影响。不过有一些权威杂志的文章认为，手机辐射或可以引起脑代谢变化，会提高患上胶质瘤的风险。有些研究者认为手机辐射有致癌性，对青少年影响很大。因此建议保护青少年，防止手机辐射。智能手机操作简单，功能多，很多人不知不觉中加长了使用时间。因为普及使用时间不长，目前还没有大规模的实验研究其辐射对人体的危害性。但是听筒对着耳附近的脑，挂在胸前对着心脏，插在裤子口袋对着生殖系统，拿在手里对着眼睛，这些行为时间一长可能会给健康带来不可逆的影响。

不用时建议将手机放在提包里，如果可以提供留言服务或开大一点的铃声，就不用担心接不到电话。打电话时，开外放扩音器，避免直接将耳朵贴着手机。有座机尽量用座机。限制每天接听时间。未成年人的身体发育还没有完善，最好不使用手机。

颈椎不适会引起头晕眼花、记忆力下降吗？

很多电脑工程师都抱怨颈椎痛、眩晕、眼花、手麻，其实是不同程度的颈椎不适。颈部是连接头和身体的重要部分。椎动脉从第六到第一颈椎横突孔穿过入颅。颈椎健康，椎动脉不受挤压，含有氧和营养成分的血液源源不断地供应大脑的需要，因此记忆力好，思维敏捷，眼睛明亮视力好，听觉敏锐，语言学习能力强。保护好颈椎会使大脑得到更多供血，不缺血、不缺氧，大脑就特别灵活。可是，高考复习低头做题的学生、电脑前赶任务的工程师、手术台连续几小时低头工作的外科医生等，同一个姿势不变，久而久之颈椎受损便患上了颈椎病。

颈椎病不仅会引起颈部疼痛（颈型颈椎病）、手麻或肩痛（神经根型颈椎病）、头晕（椎动脉型颈椎病）、偏头痛或迷糊恶心、心慌心悸（交感型颈椎病），还会引起下肢无力、脚软易摔倒（脊髓型颈椎病）。要想知道颈椎病的严重程度，除了症状以及X射线、CT、核磁共振外，还可以观察双侧拇指指甲的光滑与否，是否有竖形棱，是否有凹陷。

每天自我按摩颈椎对颈椎问题有帮助。无论你是开车等红灯时，还是间隙稍作休息时，将双臂上举，前臂自然下垂至颈椎上，拇指和其余四指分别在颈椎两侧，不要摩擦皮肤，固定在皮肤上，捏起深部的肌肉和肌腱，找到疼痛敏感部位，渐渐试图揉开痛点处的结节。循序渐进，每日几分钟，不要急于求成。经过1~3个月，就会感到除了颈椎病减轻以外，记忆力或视力可能会有所提高。

坐久了就会腰痛，除了打针吃药，还有什么好办法？

如果没有腰部手术史，也不是腰椎间盘突出、风湿等骨或关节病变引起的腰痛，只是偶尔发作，就有很好的不用打针吃药的方法。

学医时经常听到有一个说法，治腰痛的医生治不了自己的腰痛。因为无论是手术，还是针灸，常规的操作部位都是在腰，医生自己腰痛时，一般都是叫来自己的同事帮忙。其实古代的中医或现代美国的针灸诊所都是独自一人行医的，因此没有同事帮忙治疗，这也是牵引等方法为何能融入防病治病中的原因。少林寺的易筋经和印度瑜伽的有些动作可以防止医生在治疗中给自己带来的腰部损伤。如易筋经的饿虎扑食，印度瑜伽的简化蛇式、简化猫式、平躺提臀式、平躺简化扭腰式。自我保健的牵引方法要适度，根据自身情况调整每次练习时间，不可盲目强求，否则适得其反。

预防癌症保健康

注意生活细节，可以防癌吗？

其实癌症的治疗是很复杂的，这里主要谈的是简单的预防方法而不是复杂的治疗。从一个健康人发展成癌症病人有时需要十几年甚至几十年。引发癌症的原因很多，但其中不少与生活习惯有关联，而且我们确实可以通过改变生活习惯来改变命运。致癌病毒的感染、激素类药物的长期使用、染发、装修房间的甲醛超标、刺激性食物、手机辐射等都是生活中可以避免的可能致癌因素。

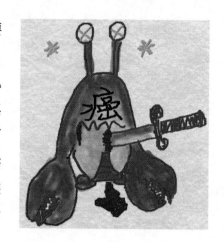

病毒感染是致癌原因吗？

很多研究证实，病毒感染与癌症有关联。

乙型肝炎（乙肝）病毒可能是引发肝癌的重要原因。病毒潜入正常肝细胞，利用肝细胞的原料制作自己的基因和外壳，不断破坏组织原有结构。乙肝病毒感染是一个慢性过程。从乙型肝炎到肝硬化再到肝癌，发展过程可长达十几甚至几十年。乙肝患者要积极治疗，定期检查，千万不要放松病毒潜伏期的治疗，以免发展成肝硬化，甚至肝癌。

还有一种人乳头瘤病毒，可能引起咽喉癌、宫颈癌、阴道癌、肛门癌等。其从感染到致癌的过程可长达15~20年。感染初期有乳头瘤或疣等病理增生，需要积极治疗；避免与感染者接吻和进行性生活。

EB病毒（epstein-barr virus，EBV）可能是诱发淋巴瘤、鼻咽癌、胃癌的重要原因。这种疱疹病毒感染初期心率稍快，体温略高，有些病人血液检查单核细胞增高，几周后就会发现肝脾肿大。小可刚刚交了男朋友，就在他们甜蜜之吻几周后，小可因发热、呕吐被送进了急诊室。小可的血常规检查结果显示单核细胞增高，有轻微的肝肿大，较明显的脾肿大，确诊为EB病毒感染。来笔者处时，她的心率很快、体温微高。先控制她的感染，开了些清热解毒、滋阴养肝的药给她，以抑制EB病毒，用行气活血法恢复肝和脾的功能。几个月后B超显示肿大的肝脾渐渐恢复正常。防止病毒在体内肆虐是预防EB病毒引发癌症的主要方法。另外，EB病毒和幽门螺杆菌同时感染也可能是胃癌的重要原因。

激素类药物可能是致癌原因吗？

乳腺癌与多种激素相关，如雌激素、催乳素、生长激素、生长抑素、甲状腺激素。临床上乳腺癌的治疗可以通过降低雌激素水平来实现，这种疗法被称为去势疗法，就是通过治疗使卵巢功能下降或手术摘除卵巢来降低体内雌激素水平，控制乳腺癌的病情。另外，乳腺癌患者尤其是绝经期女性血清中的催乳素升高。生长激素调节紊乱与乳腺癌的发生也有直接关系。在美国，妇科医生经常给患者开出避孕药，避孕药的主要成分是雌激素和孕激素，可用于对抗雄激素过高引起的青春期痤疮、痛经，更年期雌激素下降引起的骨质疏松、抑郁症等。2004年美国有研究提出口服避孕药增加患上乳腺癌、宫颈癌、肝癌的风险。美国癌症研究院提到因为这种外来激素能在体内储存达10年以上，口服避孕药和癌症风险的提高相关，有些上述肿瘤患者曾经长期服用避孕药。

染发可能致癌吗？

曾看过一个电视节目，说台湾有位歌手不幸患上了白血病，还回放了其多张演唱会的舞台造型。笔者关注了相关新闻，认为其患上白血病可能与长期染发有关。经过更多血液科和染发两个关键字的搜索，发现不少血液科专家也有类似观点。有的认为染发和淋巴癌也有关系，还认为头发染的颜色越深，癌症发病率越高。笔者的大学同学也正好在血液科工作，她说染发能引起多种血液病，包括白血病。

几乎就在同一周里，笔者的一位病人说他朋友突然患上了白血病，而这位朋友一直身体很健康。笔者询问是否他朋友有长期染发的历史，他惊讶地说因为少白发的缘故，他朋友很早就开始染发了。

后来，笔者也会建议常染发的朋友减少染发次数，如果想不染发还能乌发，并且看起来年轻，应该使用天然染发产品，或服用有乌发功能的草药方。

新装修房屋中的甲醛会致癌吗？

答案是可能会。因此，新婚夫妻要避免在新装修的房屋中居住、怀孕和哺养孩子。在隋代巢元方著的《诸病源候论》中提到过漆疮毒的症状："漆有毒，人有禀性畏漆，但见漆，便中其毒。喜面痒，然后胸、臂皆悉瘙痒，面为起肿，绕眼微赤。诸所痒处，以手搔之，随手靡展，起赤瘰；瘰消已，生细粟疮甚微。有中毒轻者，证候如此。其有重者，遍身作疮，小者如麻豆，大者如枣、杏，脓疼痛，摘破小定，有小瘥，随次更生。若火烧漆，其毒瓦斯则厉，着人急重。亦有性自耐者，终日烧煮，竟不为害也。"这里的漆疮毒是由于新近装修，居住环境污染导致的中毒和过敏症状。常用的木材，尤其是人造板材的塑性多依靠甲醛等成分，甲醛有防腐作用，防腐败坍塌，也防虫蛀，因此大量采用甲醛制造房屋室内装饰或家具中。约40%浓度的甲醛溶液是福尔马林，福尔马林是医学院校解剖课保存尸体时用的防腐剂。甲醛在室温较高的情况下可以挥发，味道也与福尔马林极其相似。吸入甲醛可以导致身体损害，尤其是怀孕女性和刚出生的婴儿。美国癌症研究所也通过数据展示了癌症与甲醛的相关性，特别是鼻咽癌和白血病与接触甲醛关系很大。有一对夫妻抱着两个月的孩子痛哭，因为他们的孩子被确诊为白血病，与接触甲醛关系很大，他们在确诊之后和医生讨论得知，这跟他们为了迎接宝宝的降生，买房装修有关。还有一位老装修师傅，他兢兢业业几十年带领他的装修队伍工作，结果不幸因为肝癌去世，当进入他的家时，见到的是过度装修的成果，不是白墙宽敞的感觉，室内是黑色油漆的书架、物件摆放架，还有复杂的地面和吊顶装潢。家属还在百思不得其解的聊着，他这么好的人，平时也不争不吵，怎么患上了肝癌。笔者大概讲了一下肝癌与装修的关系，告诉其妻女这样的房子还是少住为妙。

注意生活细节可以减少患癌症的机会？

首先，避免吃过辣过热的食物，减少酒精刺激，避免呕吐胃酸反流，有助于避免食道癌。

第二，少生气，早睡不熬夜，少饮酒，减少化学药物和食品添加剂等毒物的摄入，积极保肝，有助于避免肝癌。

第三，多用座机，多用手机扩音器功能，减少电子产品辐射也有助于减少癌症的发生。

健康女人如月亮

女性生理周期和月亮盈亏有什么关系？

由于女性与月亮都有一个同样周期现象，《黄帝内经》即有记载，称妇女月经为月事，"三旬一下"。李时珍在《本草纲目》中也明确地论述妇女月事："其血上应太阴（月亮），下应海潮。月有盈亏，潮有朝夕，月事一月一行，与之相符，故谓之月水、月信、月经。经者，常候也。"《黄帝内经》中说："月始生，则血气始精，卫气始行；月廓满，则血气实，肌肉坚；月廓空，则肌肉减，经络虚，卫气去。"大概意思是说月圆时，人体气血比较旺盛，而月缺时，人的气血较虚。所以，月亮盈亏变化直接影响到人的气血、经络之气的盛衰，这种变化对防病治病和养生保健具有奇妙的效果。古代对于女性生理周期与月亮之间联系的记载，与现代医学研究结果一致。女性平均一生中有约400次月经，正常的月经周期是28天左右，这与月亮盈亏周期十分接近。德国的妇科专家调查了上万名女性的月经周期后发现，女性在满月的夜晚月经来潮，出血量可能成倍增加，在月亏的情况下月经来潮，出血量就比较少。月相变化周期与卵巢的变化周期是相应的，以第14天排卵作为分界线，如同月相变化一样，卵巢也是同步在28天左右的周期内做规律性的盈亏变化。

女性在生理周期经历着哪些变化？

第1~7天：月经期

女性雌激素和孕激素的分泌量下降，子宫内膜供血小动脉发生痉挛收缩破裂，内膜缺血、坏死和脱落，表现为月经来潮，整个过程持续3~7天。由于激素水平下降，尿量会较平日稍增，身材表现得更加苗条，体态优美。同时，皮肤也变得细嫩起来。

第8~12天：卵泡期

雌激素水平持续上升，逐渐修复月经期剥脱了的子宫内膜表层，并促使它重新增厚，使血管日益丰富和饱含血液。这是女性精力最为充沛的时段，心情愉悦、皮肤光泽、红润。

第13~14天：排卵期

卵子从卵泡中排出，被输卵管伞"捕捉"后在其内部向子宫方向移动。卵子排出后，空了的卵泡立刻塌陷、出血，形成血体，其中的血液被吸收，形成有分泌功能的黄体。在此过程中，黄体开始分泌有支持妊娠作用的孕激素。整个人感觉积极向上，充满自信。

第15~21天：黄体早期

排卵后，雌激素水平下降，由于黄体仍保持较高的水平继续分泌孕激素，使子宫内膜保持富足的血液和养料供给，并进一步增厚。此时子宫内膜变成肥沃的适"孕"土壤，为可能发生的妊娠提供生长条件。对于女性情绪而言，这是相对稳定的一段时间，但是随着孕激素的曲线变化，这种稳定很快会被打破。

第22~28天：黄体晚期

如果没有受孕，黄体会逐渐萎缩，雌激素、孕激素分泌量逐渐减少，子宫内膜厚度有所下降，直至形成下一次月经。这是女性情绪最低落的时期，易出现脾气暴躁、易怒、紧张、情绪波动。皮肤粗糙、有暗疮，稍有水肿。

现代女性可能有什么健康问题？

现代社会中，由于女性角色的变化，由照料家庭的单一角色变为工作、家庭兼顾的"女强人""女超人"，承受着很大的工作、生活压力。持续不间断地长期超负荷工作，睡眠不足，营养不均衡，运动不当，使越来越多女性都处在"亚健康"状态，表现为：情绪波动、困倦乏力、记忆力减退、烦躁易怒、心慌气短、腰酸腿疼、头晕头痛等，久而久之会铸成女性生殖系统疾病，出现痛经、月经不调、妇科炎症、乳腺及生殖系统肿瘤、不孕不育等。

女性生理周期的调理原则是什么？

依照女性28天生理变化规律，按照现代女性常见阳虚（寒）、痰湿、瘀血、气滞、血虚等体质，调理女性气血也应配合月事盈满，根据女性生理周期特点，达到"天人合一"（人与自然相应）的效果。下表中列出了女性生理周期的调理原则，可以日常保健参考。

女性生理周期的调理原则					
月至(月经期)		月盈(卵泡期)	月满（排卵期）	月藏(黄体期)	
I期	II期			I期	II期
第1~第3天	第4~第7天	第8~第12天	第13~第14天	第15~第21天	第22~第28天
活血益气	补血调经	补血益气	疏肝和气	温阳益气	疏肝理气